JN127143

医療者のための情報発信

SNS時代に伝えたいことを伝えたい人に届けるヒント

編著 井上 祥 株式会社メディカルノート代表取締役

中外医学社

推薦のことば

　インターネット，さらに SNS の発展により，情報の単なる受け手であったユーザーが，情報伝播の一翼を担ったり，自ら情報を付加したり，発信したりすることが当たり前な世の中になってきた．しかし，そこに流通する情報の質は散々たるもので，命にかかわる医療の情報であっても例外ではなく，誤った情報が感染症のように蔓延する infodemic となっている．

　このような時代に，SNS をはじめ，さまざまな媒体を駆使して医療情報の発信を積極的に実践し，多くのフォロアーを有する錚々たる医師らが執筆した本書は，まさに，時代のニーズに則したものである．この現代の伝道師たちの努力の賜物である媒体を紹介するとともに，自ら練り上げた情報収集法，情報発信の際の留意点，さらには，炎上対策などまでも触れられている本書は，情報発信を考える医療者にとってバイブルとなり得るものであると考える．さらに，情報発信のきっかけや情報発信にかける熱い想いなどがナラティブに語られていることは，単なる参考書ではない大きな魅力で，共感を持って楽しく読み進めることができる．

　一方，自ら情報発信しようと考えていない医療者にとっても，日常診療における情報収集や，患者とのコミュニケーション，社会との関わり方などさまざまな点で，大変，示唆に富んだ役立つものであると考える．是非，多くの医療者に本書を通して，コミュニケーションのキモを知っていただき，診療に活かしていただくとともに，機会があれば，患者のために正しい情報発信を始めていただくことで，わが国のネットに溢れる医療に関するニセ情報を駆逐し，患者とのより良い信頼関係の構築に繋がると考える．是非，多くの医療者に読んでいただきたい．

　　2022 年 2 月

　　　　国立がん研究センターがん対策研究所 事業統括　若 尾 文 彦

はじめに

　現代では多くの人が医療情報をインターネットで検索し，取得するようになりました．2019年1月の日本経済新聞によれば，健康・医療情報をインターネットで入手する人は78%にも及びます．このコロナ禍でますます医療情報はその重要性を増したと考えています．

　私がメディカルノートを梅田裕真と共同創業したのは2014年10月です．インターネット上の医療情報はまさに玉石混淆といっても過言ではない状態でした．

　それから，7年が経ちました．メディカルノートの創業前から情報発信においてご活躍されていた方も多くいらっしゃいますが，特にここ数年は良識ある医療従事者がSNSなどのインターネットでも，リアルでも次々と情報発信に参入してくれるようになったと感じています．

　また，自治体や病院の広報などさまざまな方面で活躍される方も増えてきました．いわゆる臨床医学だけではなくデジタルヘルスや医療産業育成などのアングルで発信をされている方もいます．医療ジャーナリストなど発信サイドによる勉強会やリアル・オンライン問わずイベントを通じた発信もさまざまな試みが行われるようになりました．医師同士の情報連携による医療の質の向上のための取り組みも立ち上がりつつあります．

　本書では上記のように多様なアングルから発信やその基盤作りに携わっている皆様にそれぞれ異なった角度から自身の情報発信について執筆していただきました．

　また，今回は一人ひとりの情報発信者のナラティブやストーリーにもフォーカスをあてた企画にしたいと考えました．発信の具体的な手法やノウハウはもちろんですが，ご自身のバックグラウンドや情報発信をするに至った経緯，課題感や思いについても存分に語っていただきました．発信者の背景にこそさまざまな学びがあるという自身の思いに皆様に存分に応えていただきました．また，アウトプットをする上ではそれを支えるためのさまざまな日常のインプットがあります．膨大な発信をされている方の普段の情報収集方法についても読者の皆様が大いに気になるところなのではないかと考えており，そちらにも言及していただきました．

　医療情報発信者のフェイズやバックグラウンドは多岐にわたります．これから発信を始めようという方，今すでに始めているがよりさまざまな工夫を知りたい方……医療従事者や医療系学生，病院や自治体，製薬企業や医療機器関連会社の広報

担当者……本書を手にとってくださった方も，多様なフェイズやバックグラウンドをお持ちの方がいらっしゃると思います．

　そのような皆様にとって，本書が少しでも学び多きものになれば心より幸いです．

　　2022 年 1 月

井 上　　祥

CONTENTS

医療者の情報発信
新たな役割と可能性を拓く

中山健夫
京都大学大学院医学研究科 社会健康医学系専攻健康情報学分野 教授

1 情報—「患者の命綱」

　「患者にとって，正しい情報は命綱」と言ったのは当時，がん対策を推し進める中心的な役割を果たしていた島根県に住む佐藤均さんという，大腸がんの患者さんでした．何が正しい情報なのか，どうすれば手に入るのか．それを一元的に進めることの必要性を強く訴えていました．

　あれから15年．

　がん対策情報センターが発信する「がん情報サービス」で正しい情報を入手することはできるようになりましたが，一方で，書籍やインターネットには科学的根拠に乏しい情報も溢れています．

（「おれんじの会」2021年6月6日付ブログ[1]より）

　これはNPO法人愛媛がんサポートおれんじの会理事長の松本陽子さんの言葉です．同会サイトから引用させていただきました．患者さんが医療者と話をする時，治療を選ぼうとする時，生命に関わる厳しい意思決定をしなければいけない時，正しい情報は分かれ道の先を示す矢印であり，確かに命綱となるものでしょう．しかし，今日の社会では，大量の玉石混淆の情報の中で，多くの人々が溺れている状況があちこちで見られます．

　情報を正しく読み解く能力 —— 「情報リテラシー」は，受け取る情報をうのみにせず，信じられる情報を見抜き，意思決定につなげていく能力とされるものです．世界保健機関（WHO）は特に健康に関わるリテラシーをヘルスリテラシーとして重視し，「認知や社会生活上のスキルで，良好な健康の増進・維持に必要な情報にアクセスし，理解し，利用するための個人の意欲や能力」(health promotion glossary, 1998) と定義しています．

　ヘルスリテラシーの3段階を次に示します．

① 健康・医療に関する情報の「読み・書き・理解」の能力がある
② 日常的なコミュニケーションの中から情報を抽出して活用できる
③ 情報を活用して，自律的にものごとを決めることができる

　情報を正しく読み解く能力を身につけ（①），医療機関を受診したり，家族や知り合いと話をしたり，メディアを利用したりして情報を集め（②），最終的には，情報をもとに自分で考え，納得して行動を決める（③）力がヘルスリテラシーです．
　患者さんのヘルスリテラシーが高くないと，生活習慣などの自己管理能力が乏しく，医療者の指示や示された情報を正しく理解できず，不利益を被りやすいため，低いヘルスリテラシーはさまざまな望ましくない出来事の「リスク因子」とされています．一方，ヘルスリテラシーが高ければ，健康的な行動習慣をとること，必要に応じて他者の助けを求めることが可能で，問題を自分で積極的に解決できることが多いので，人間が生きていくための「資産（アセット）」と捉えられています．
　米国医学研究所は医療の質に関する有名な報告書 "Crossing the Quality Chasm"（2001）において，ヘルスリテラシーと関連づけて「良質な医療」を次のようにまとめました．

- 患者に対して，高い技術レベルで，
- 意思疎通を十分にとり，
- 患者参加の意思決定アプローチで，
- 文化的相違を尊重しながら，
- 適切なサービスを提供すること

　ここで，患者・社会のヘルスリテラシーが医療の質を左右すること，個々の患者さんのヘルスリテラシーを医療者が理解し，時にその向上を支援し，時にその実状に合わせて医療を提供する関係を築くことが，医療者に求められる新たな課題であることを強調しました．医療者は，患者さんへの正しい情報提供と，その情報との適切な付き合い方を伝えていく，という役割も期待されているといえるでしょう．

JCOPY 498-14812

2 インターネットの発展と健康・医療情報の質

　総務省の通信利用動向調査（令和2年度）によると，インターネット利用者の割合は13〜59歳では9割を超え，87%の世帯がスマートフォンを保有し，スマートフォンからのインターネット利用が20〜39歳では9割以上です．同省の情報通信白書（令和元年版）では，「米国の国防総省の資金提供により1967年に研究を開始したパケット通信のネットワーク」が民間に公開されたのがインターネットの起源で，日本では1990年の前後数年が黎明期とされています．当初，国内で日本語サイトを作っている企業も限られており，その後，ネット社会で急速に存在感を増す「普通の人たち」が，個人的な情報発信を始める"Web 2.0"の大きなうねりは2000年代の半ば以降です．Web 2.0は，2005年頃にティム・オライリーが提唱し，「旧来は情報の送り手と受け手が固定され送り手から受け手への一方的な流れであった状態が，送り手と受け手が流動化し，誰もがウェブサイトを通して，自由に情報を発信できるように変化したウェブの利用状態」(wikipedia) とされ，ブログ，ソーシャルネットワーキングサービス，ウィキメディアなどが急速な発展を遂げていくことは周知の通りです．

　一方，これらのインターネット上の健康・医療に関する情報の内容・質に対しては，世界的にも繰り返し警鐘が鳴らされてきました．1996年に設立されたHealth On the Net Foundation（HON）は健康・医療に関するウェブサイトの認証システムを開発し，現在も世界的な認知を得ています．米国医師会は一般的な健康・医療ウェブサイトの運営にも展開されることを想定して，2000年に同医師会の提供するウェブサイトの作成・管理の方針を発表しました．日本国内では1998年に日本インターネット医療協議会（Japan Internet Medical Association: JIMA）が発足し，2003年から特定非営利活動法人として，医療機関などによる情報発信やサービス提供の際の自主的基準として「eヘルス倫理コード」を策定し，定期的に更新を続けています．

3 信頼性の高い公的Web情報

　一般利用者に向けて，専門家・組織からだけではなく，企業，民間団体，そしてソーシャルメディアによって個人からも多様な健康・医療情報がインターネット上で発信されており，玉石混淆の状態が続いています．2016年に

は株式会社ディー・エス・エーが運営して人気の高かった，いわゆるキュレーションメディア「WELQ（ウェルク）」で，薬機法，医療法などの法律違反の可能性も含めた重大な不正確情報の問題が生じ，社会的に大きく注目されました．そのような中で，政府・自治体，そして健康・医療に関わる専門的な組織の提供する情報への信頼と期待は非常に高くなっています．以下に一般生活者にも有用と思われる公的機関による代表的な健康・医療情報のウェブサイトを紹介します．

1）Minds ガイドラインライブラリ

2002 年度に日本医療機能評価機構が開設，2011 年度から厚生労働省委託事業．主として学会の作成した診療ガイドラインをデータベース化して公開しています（2022 年 1 月 23 日時点，診療ガイドライン 680 件［新旧あわせ］が掲載）．Minds は診療ガイドラインの，① 作成支援，② 評価選定・公開，③ 活用促進，④ 患者・市民支援の 4 事業を柱としており，有識者による運営委員会が活動を支えています．

2）健康情報サイト　e-ヘルスネット

2007 年度に厚生労働省事業として開始され，生活習慣病予防，健康政策，身体活動・運動，栄養・食生活，休養・こころの健康，歯・口腔の健康，飲酒，喫煙，感覚器などについて専門家が情報を提供しています．各領域の専門家による情報評価委員会が運営方針を決定し，近年は委員・執筆者を明示して，ウェブ情報としての信頼性を高めています．

3）統合医療情報発信サイト　eJIM

厚生労働省事業として 2014 年度に開始され，多分野の専門家より成る文献調査委員会が運営に当たっています．補完代替医療領域のコクラン・レビューの日本語サマリー，漢方治療や鍼灸のエビデンスレポート，一般向けの健康情報の見極め方（情報を見極めるための 10 か条，情報の見極め方クイズ）なども提供しています．

4）国立がん研究センター　がん情報サービス

がん対策基本法（2016 年改正）に基づくがん対策推進基本計画は，がん患者を含めた国民ががんに関する適切な情報の提供を受けることを強調しています．国立がん研究センター・がん対策研究所は「正しい情報に基づいて，国民のためのがん対策推進を支援する」ことを使命とし，「すべての人が，がんに関する正しい情報に基づいた行動ができる」ことを活動目標に掲げて，さまざまながん関連情報を広く国民（障害を持つ方々向けの音声資料，点字

JCOPY 498-14812

資料もあります）に提供しています．

5）患者向医薬品ガイド

独立行政法人医薬品医療機器総合機構（Pharmaceuticals and Medical Devices Agency: PMDA）が，医療用医薬品の正しい理解と，重大な副作用の早期発見などに役立てるため，一般の方向けに医薬品情報を提供しています．

4 COVID-19 とインフォデミック

2019 年の終わりから，私たちは新型コロナウイルス感染症 COVID-19 による 100 年に一度といわれるパンデミックを経験し，その感染症に関するさまざまな情報を探し，頼り，振り回されてきました．感染者数，予防法，クラスター対策，緊急事態宣言，変異株，ワクチン……．それらの情報を知りたいと思っているかどうかにかかわらず，テレビや新聞，インターネット上からも発信され続け，ソーシャルメディアでいろいろな人がその情報にコメントを上乗せしています．

世界保健機関（WHO）のテドロス事務局長は，2020 年に次のように述べました．

「COVID-19 の大流行とともに，大量の“インフォデミック”が発生した．それにより，事実に基づいた情報とそうでない情報の区別が難しく，何を信じていいか，どんな対策を取るべきかがわからなくなってしまう」．

インフォデミックとは，「information（情報）」と「epidemic（伝染病）」から成る造語であり，情報の急激な拡散とそれによる社会への影響を意味するものです．COVID-19 のような，「未知なるもの」に関する情報は，当初は不確実さでいっぱいでした．インフォデミックはウイルスが引き起こした複雑な社会不安であり，また医療者が向き合うべき重い課題の 1 つとなりました．新たな相手に対峙するためには，相手を認識し，知ることが第一歩であり，COVID-19 のパンデミックは，これまで以上に情報との付き合い方，そしてヘルスリテラシーを考え直す，厳しく大切な機会を私たちに与えてくれたともいえるでしょう．

COVID-19 のインフォデミックが注目される前から，デマや（2016 年の米国大統領選挙の頃からは）フェイクニュースは大きな社会問題として関心を持たれてきました．これらの一歩内側を見てみると，情報の不正確さには 2 つのタイプ，すなわち「（シンプルに）正しくない情報」を意味する誤情報

(misinformation) と「意図的に広められる正しくない情報」である（虚）偽情報（disinformation）があります．後者は戦争で相手のかく乱を目的に用いられたりするもので，もとは誤情報でも，世の中を混乱させる意図で拡散すればそれは偽情報となります．令和 2 年の総務省・情報通信白書でも，この問題に詳しく言及していますので，やや長文ですが以下引用します．

　……世界はこれまでにも SARS 等の数々の感染症を経験してきており，その度に得体の知れない病原体に対する不安や恐怖から生まれた憶測・偏見・デマ等が社会問題となってきた．この度の新型コロナウイルス感染症においても同様に，世界各地で偏見や医学的な根拠のない感染予防法・治療法等に関する誤情報の流布が問題となった．例えば英国では，「5G が人々の免疫システムを抑え込む」，「5G の電波を通してウイルスが拡散している」といった第 5 世代移動通信システム（5G）が新型コロナウイルス流行に寄与しているとの噂が拡散された結果，携帯電話用の電波塔で放火とみられる不審火が相次いだ．英国政府は 2020 年 4 月 4 日に，5G と感染拡大の因果関係を否定し，通信インフラ破壊が救急・医療活動に支障を来すと警告した．

　我が国でも数多くの噂が SNS 等を通じて拡散されており，例えばファクトチェックの推進・普及を目指す NPO 法人であるファクトチェック・イニシアティブが検証し「信憑性が低い」とした情報には，「コロナウイルスは熱に弱く，26 ～ 27 度のお湯を飲むと殺菌効果がある」，「新型コロナにビタミン D が効く」等が挙げられており，中には実行した場合人体に危険を及ぼす誤情報も含まれていた．また，医学的な根拠のない感染予防効果を標榜する健康商品等のインターネット広告も多く出現し，消費者庁は 2020 年 3 月 10 日に緊急的に景品表示法（優良誤認表示）及び健康増進法（食品の虚偽・誇大表示）の観点から改善要請等を行うとともに一般消費者への注意喚起を行った．特に 2 月末頃のトイレットペーパーに関する誤情報は，全国でのトイレットペーパー等の紙製品の買い占め問題にも発展し，ニュースでも取り上げられるなど大きな社会問題となった．LINE リサーチによる調査では，「悪質なフェイクニュース・デマが出回っている」と感じる割合が 2 月 19 日と比較して，このデマが出回った後の 3 月 2 日時点では約 40 ポイント増加している．

JCOPY　498-14812

5 ソーシャルメディアの信頼できる健康情報源 ―米国医学アカデミー（2021）レポート

　2021 年 6 月，全米医学アカデミーは，多領域の専門家と YouTube の Healthcare and Public Health Partnerships 部門の協力で，ソーシャルメディア上で信頼できる健康情報源を見分ける原則を提案するレポートを公表しました．欧米では 4 人に 3 人がインターネットで健康や医療の情報を入手しているにもかかわらず，その情報の質は保証されておらず，ソーシャルメディアのプラットフォームも情報源の信頼性を区別できない状態です．そのため情報の判断は，ヘルスリテラシーやデジタルリテラシーの大きく異なる個々の受け手次第になってしまいます．ソーシャルメディアのプラットフォーム上では，特定の情報源を選んで好みの情報のみを見続けることが可能なため，個人の信念・思い込みが過剰に強化されてしまうことが懸念されています．その結果，COVID-19 パンデミックでは，推奨される予防策や行動の障害となり，ワクチンのような重要な政策に不信感を抱く人も増えてしまいました．ソーシャルメディアのプラットフォームは，こうした誤情報・偽情報の拡散防止策に加え，エビデンスに基づく質の高い情報をより多く表示し，受け手のアクセス性を高める機能を充実させるため，「プラットフォーム・ガバナンス」という課題と捉えてアプローチを進めています．現在，Facebook は 毎月 28 億 5,000 万人，YouTube は 20 億人以上の利用者があり，健康情報を知るためにも広く利用されています．本レポートは，ソーシャルメディアの持つ力を利用して質の高い情報を広め，世界中の人々の健康と幸福に画期的な変化をもたらせる可能性を追求しています．

　本レポートは健康情報の「情報源」の評価を中心に論じ，プラットフォームが質の高い健康情報へのユーザーのアクセスを促すという目標に向けて，いくつかの提言を行っています．これらは，ソーシャルメディアを通じて健康情報を発信する組織が自身の取り組みを評価する際，また一般市民が情報源を評価する際にも役立つものと期待されます．ソーシャルメディア上で健康情報の信頼できる提供元を見極める手がかりとして，本レポートでは以下の 3 つの基本原則をあげています．

原則1: 科学的根拠（エビデンス）に基づく

情報源が提供する情報は，その時点で入手可能な科学的に最も正しい情報と一致し，科学的なコンテンツの作成，レビュー，表示に関する基準を満たしている．

原則2: 客観性

情報源は，金銭などさまざまな形の利益相反や提供する情報の質を損ねる（または損ねると受け取られる恐れのある）バイアスの影響を減らす措置を講じる．

原則3: 透明性と説明責任

情報源は，提供する情報の制限，利益相反，コンテンツの誤り，手続き上の間違いを開示する．

本レポートを起点として，今後，日本の状況を踏まえた，国内の議論の発展が強く期待されるところです．

6 医療者の新たな役割と可能性―「情報発信者」として

医学部での医師養成教育に大きな影響を与えているのが，医学教育モデル・コア・カリキュラムです．2000（平成12）年の初版は「21世紀の医療の担い手を育成するビジョン」が示され，現在，2024（令和6）年度の入学生からを対象とする改定の作業が進行中です．現在のモデル・コア・カリキュラムで強調されているのが，「医師として求められる資質と能力」であり，改定もこれらのポイントに沿って議論が行われています．

新しいコア・カリキュラムで提示される予定の「医師として求められる資質と能力」は，次の通りです．

① プロフェッショナリズム
② 総合的に患者・生活者を診る姿勢
③ 生涯にわたって共に学ぶ姿勢
④ 科学的探究
⑤ 専門知識に基づいた問題解決能力
⑥ 情報・科学技術を活かす能力
⑦ 患者ケアのための診療技能

JCOPY 498-14812

⑧ コミュニケーション能力

⑨ 多職種連携能力

⑩ 社会における医療の役割の理解

　2000年の初版導入以降，近年では，社会における医療の位置づけ，医師の役割の議論が急速に深まってきました．①のプロフェッショナリズムも，かつては，職人的な高度技術を持つ医師がプロフェッショナルの象徴的な存在で，一般社会からの期待もフィクション，ノンフィクション問わず，病院内で腕を振るうゴッド・ハンドや天才外科医のようなイメージが中心だったといえるかもしれません．現在，そしてこれからは，そのように院内で完結した，ある意味で「閉じたプロフェッショナリズム」だけではなく，常に社会・地域と共に在る「開いたプロフェッショナリズム」が重視されていくことになるでしょう．

　この「開いたプロフェッショナリズム」の視点から，医師をはじめ，これからの医療者に求められる社会的な責務であり，新たな可能性の1つが「情報発信者としての役割」ではないでしょうか．インターネットの初期には公的機関や大企業に限られていた情報発信が，Web 2.0時代から個人や規模を問わないすべての企業にも可能となりました．誤って伝達された情報やフェイクニュースの氾濫，インフォデミックが社会の不安を煽る中，医療者がプロフェッショナルとしての情報発信をしていくことへの社会の期待の高まりは確かなものがあります．それぞれの領域のプロフェッショナルとして独自の情報を発信するだけでなく，（所属する）学会が主体となって作成しているエビデンスに基づく診療ガイドライン（後述）のように，信頼性が高く，さまざまな方面への影響力の強い情報を誤解なく，正確に，そしてわかりやすく伝える「情報媒介者としての役割」も期待されるところです．

　すでに述べたように，患者さん含め，一般の方々の情報リテラシーは，まず文章が読める・理解できるから始まり，得られた情報をチェックして，最終的に自分の意思決定に活かしていくことが中心でした．一方で医療者が対象とするのは専門性の高い情報です．エビデンスに基づく医療（EBM）の考え方や一連の技能は，医療者に必要な専門的なリテラシーを体系化したものといえるでしょう．しかし，一般の方々でも医療者でも，情報を受信して自分自身の意思決定に役立てる段階と，他者に積極的に影響を与えていく行為である情報発信への切り替えは，より幅広い知識と慎重さ，その発信によっ

て何が生じ得るか予測する先見性と洞察力，そして社会的な責任を求められることになります．情報の受け手・利用者の視点が中心の情報リテラシーを十分理解した上で，これからは情報の発信者として必要とされる新たな情報リテラシーの議論に展開していく必要があるでしょう．

　本書はさまざまな形で社会への情報発信に積極的に取り組む35人の医師らによる最前線のレポートです．その一つ一つが，今・これからの医療者の新たな役割と可能性を拓き，関心を持たれる方々を力づけ，その先を共に目指すメッセージとなることを信じ，総論の結びとさせていただきます．

◆ 参考文献 ◆

1) NPO 法人 愛媛がんサポートおれんじの会．ブログ．http://machinaka-orange.jp/?cat=1
2) U.S. Institute of Medicine. Crossing the quality chasm: a new health system for the 21st century. Natl Academy Pr. 2001.
3) 総務省・通信利用動向調査．令和 2 年度．
4) 総務省・情報通信白書．令和元年版・令和 2 年度版．
5) 京都大学大学院医学研究科社会健康医学系専攻, 編集．パブリックヘルスの今日・明日．インターメディカ社; 2020.
6) Kington RS, Arnesen S, Chou WS, et al. Identifying credible sources of health information in social media: principles and attributes. NAM Perspect. 2021 Jul 16; 2021: 10.31478/202107a
7) 中山健夫．健康情報は 8 割疑え！東京: 法研; 2021.
8) 中山和弘．Health Literacy 健康を決める力．http://www.healthliteracy.jp/

JCOPY 498-14812

PERSON 01

Twitter とまじめに付き合う
パブリックのための医療情報産業学

市原　真
JA 北海道厚生連札幌厚生病院

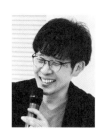

2003 年北海道大学医学部卒．2007 年北海道大学大学院医学研究科分子細胞病理学修了（医学博士）．国立がん研究センター中央病院での任意研修を経て 2007 年 10 月より札幌厚生病院病理診断科（現・主任部長）．日本専門医機構病理専門医，細胞診専門医，臨床検査管理医．北海道大学医学部非常勤講師．日本病理学会学術評議員，日本病理学会社会への情報発信委員会委員．日本デジタルパソロジー研究会広報委員長．著書に『上部消化管内視鏡診断マル秘ノート』（共著，医学書院，2016年），『Dr. ヤンデルの臨床に役立つ消化管病理』（羊土社，2020 年），『臨床が変わる！　画像・病理対比へのいざない「肝臓」』（編著，金芳堂，2020 年），『Dr. ヤンデルの病理トレイル』（金芳堂，2021 年）ほか多数．「SNS 医療のカタチ」メンバー．

((A)) **主な情報発信の手段：** Twitter HP YouTube 📖 … ▲ P.19 へ

情報発信をするようになったきっかけ

　医師免許取得後 7 年目の秋，私は毎日，臨床画像・病理対比のプレゼンテーションを作っていました．月曜日の朝に 5 日分の着替えを持って出勤し，生理検査室の心電図用ベッドに寝袋を敷いて連泊，土曜日の朝に帰宅して土日だけ幼子の面倒を見る（ただし病理解剖当番がないとき），という狂った生活でした．2010 年の秋に離婚を切り出され，あなたがいなくても日常回ってるからと言われて返す言葉もなく，10 月に離婚してみると毎月の子どもとの面会日や養育費の支払い以外にもはや人生になんの目標もなくなっていると気づきました．断絶のあとに来し方を振り返ると，作り貯めた臨床講演用のプレゼンはとんでもない数になっており（200 以上），かつては 30 〜 60 時間かけて作り込んだ病理組織像のシェーマも今や 2 時間かからず作成できるよ

うになっていて，毎日の繰り返しによって実力はネテロ会長化していました
し，キータッチのスピードもネフェルピトー並みでしたがメンタル的にはモ
ントトゥュピーでした．購入したマンションに元妻子を残して，職場から
歩いて5分，家賃35000円の細長いワンルームマンションを借りて暮らし始
めると，時間が余ってしょうがなくなり，暇つぶしに WHO blue book を通
読してみたりもしましたがそれでも穴は埋まりません．かつて，日本病理学
会が，「ワークライフバランスの保たれた病理医になりませんか」みたいなチ
ラシを作っていたことを思い出し，これのどこが保たれてるんだよ，ワーク
とライフがバランバランッス，と毒づく日々に突入したのです．

　相変わらず職場で PC に向かう時間は長いままでしたが，家で過ごす時間
も増え，ラーメンズのコントやもやもやさまぁ〜ずなどを見たり，水曜どう
でしょうの既刊 DVD を副音声まで含めて延々とリピート再生したり，大学
時代から惰性で更新し続けていた自作のホームページにちょこちょこと手を
加えたりしているうちに，Twitter の存在が気になり始めました．

　当時，Twitter では広瀬香美さんなどをはじめとするごく限られた芸能人
のほかにはまだインフルエンサーとよばれる存在はあまり見受けられません
でしたが，「軟式アカウント」とよばれる企業公式アカウントがちらほら出現
しはじめていました．公式なのにゆるい→硬式ではなく軟式，というクソつ
まんねえ親父ギャグです．そこに人々がネチャネチャ笑ったり絡んだりして
いる様子は，どこか牧歌的で，誤解を恐れずに言えばちょっとキモいなと思
っていました．しかし，このとき私は同時に，「ワークライフバランスが保て
る仕事」というキャッチコピーのことを思い浮かべ，人間というのは基本的
にうまいことを言おうとすればするほど本質から外れて気持ち悪くなるもの
だ……と，身内に対する自虐のようなよくわからない納得の仕方をしまし
た．結局私は初期の同族嫌悪的感情に折り合いをつけるにつれて，徐々に
SNS の世界に惹かれていきます．「慣れていない人がしゃべると相当気持ち
悪いけど，慣れると意図が数段飛ばしで伝わることもある，2ちゃんねる（当
時）とも mixi とも違うコミュニケーションスペース」で，何かできることが
あるのではないかと考え始めたのは 2010 年の 12 月ころです．Twitter を暇
つぶしに使うのではなく，「何かできることはないか」とやや前向きになって
いるのが今となってはイキってるなーと思いますが，このときの私にはひと
つの大きな問題意識がありました．

　時代背景の説明が必要ですので数行お付き合いください．私のひとつ下の

JCOPY 498-14812

世代から臨床初期研修が半ば「義務化」されたことで，「初期研修をせずに大学院に進んでその後病理医になる」というかつての私がたどったキャリアパスが通用しなくなっていました．上の世代では，「研究して病理に行くはわりと当たり前，その間一切臨床に携わらないのがガチの病理医」というパンチの利いた医者人生が一部のオタクに好評だったのですが，私より年下の病理志望者にとっては，「さすがに取ったばかりの医師免許に保険医の資格をくっつけられないのはもったいない」ということで，将来病理医になろうと思ってもまずは初期研修をしておかないといかんというムードが当たり前になりました（今もです）．このことはダイレクトに津々浦々の病理学教室の求人状況に影を落としました．そもそも人間たるもの，医学部を出たばかりで2年も初期研修をやれば，自然と臨床に馴染みがわくものです．元々病理医になろうと思っていたけれど神経内科を回ったらすごくおもしろかったからやっぱり臨床医になります，とか，医学生時代には診断に興味はあったけど回ってみたら放射線科でIVRしながら画像診断してたほうがいいや，みたいな話をぽつぽつと聴くようになりました．このような「病理医から自然と足を遠のかせる空気」は，2007年から2015年くらいまで日本病理学会の重鎮たちをマジでザワつかせていたと記憶しています．とにかく病理診断をしようとする若手がちっとも入ってこないのですから深刻です．とりわけ当時医師7年目であった私にとって，この空気は嫌気性菌にとっての酸素みたいなもので普通に死ぬ思いをしました．いつまでも後輩が入ってこない．いつまでも下働きのまま．リアルな危機感，そして，「そもそも病理医のことをネットで知ろうと思っても情報源が少なすぎるんだよなあ」という現実的な不便が私の前に転がっていました．

　このような問題意識があったからこそ，あ，そうだ，病理の公報を個人でやろう，という気持ちが芽生えたのでしょう．病理現場のナラティブを医学生に届けるためにはどうしたらいいのか，と手帳に今でいうマインドマップをがしがし描きながら，Twitterは使えるのかなあ，と半信半疑でフィールドワークをしたのです．

どのように情報発信を行っているか

　そもそも情報発信とは，「暇になったからやる」で通用するものではないです．しかし，「通用しないなりにやれてしまう」ところがありますし，「通用

していなかったはずが複雑系に放り込んでみると意外と役に立っていることがある」もしばしばで，曼荼羅を前にした禅問答みたいなところがあります．……と，こんな抽象的な物言いですと読者もうんざりして山本健人先生のコラムあたりに逃げていきかねませんので，もう少し具体的な話をしましょう．編集部からいただいたサブタイトルで区切っておいてあれですが，普通に思い出話の続きを書きます．

　私がTwitterの勉強をはじめた10年前，タイムラインである程度目立って見えた軟式アカウントには2種類のタイプというか裏事情がありました．「お前は広報部にいるのだから流行りのTwitterでも宣伝をやりなさい」と，突然企業のオフィシャル広報Twitterを担当することになって四苦八苦している人たちと，「なんかよくわからんけどSNSってまだそんなに流行ってないから先にツバ付けとけばワンチャンあるんじゃね」という向こう見ずのギャンブラーみたいな人たちです．これらが混ざり合って，気持ち悪さと新しさを足して2で割ったみたいな見たこともない情報のやりとりが巻き起こっていました．一見多様に見えた成功者たちにはある共通点があり，それは，「まず伝えたいこと（商材）ありき」だったということです．一方の私も，まだTwitterのなんたるかはほとんどわかっていませんでしたが，病理医に関する情報のソースを増やしたいなという明確なモチベーションがありましたので，先行者たちが目標ありきの発信スタイルを体現している様子は参考になると感じました．端的に言えば，「まずは軟式アカウントを目指そう」と考えたのです．そのためにはまず自分の「商品」をきちんと定めよう．私にとっての「商品」とは何だろうか．病理医の日常や病理医の将来性，病理医と他科とのコミュニケーション，そして一般の方々にとっての病理，これらだな．「病理医ヤンデル」アカウント開設予定日を2011年の3月15日と決めて着々と準備を進めました．このときの私は，「病理という情報をみんなに発信するぞ！」という思いで満ちていました．

　でも直前になって状況が変わりました．皆さんもうピンときているでしょうけれど東日本大震災が発生したのです．

　3月11日を機に，Twitterは完全に様変わりしました．そこには風聞，デマ，善意の押しつけと余計なお世話が飛び交い，「まず商材ありきの宣伝的な空気」は雲散霧消していました．3月11日は金曜日で，見知った地域に洪水が押し寄せる様を夜通し眺めて呆然としていました．翌土曜日には札幌市内で臨床画像・病理対比の講演があったのですが，一睡もせずに講演を行って

JCOPY 498-14812

いる最中に目がかゆくてかゆくてしょうがなかったことを覚えています．札幌の会場は一部に空席があり，どうしたのかなと思ったところ，北海道内の交通事情にも影響があって JR が止まってしまったのだと後で聞きました．土曜の夜，日曜の夜，原発の事故が明らかになる 14 日頃にかけて，私はつながらない電話を横に置き，Twitter を含めたさまざまなメディアを猛烈な勢いで追いかけながら，「人が何かを発信するということ」について，思考を深めていきました．後に作家の浅生鴨氏に指摘されてなるほどと思ったのですが，このとき私を含めた多くの「SNS で情報を扱ってみようと思っていた人間たち」が直面したのは，パブリック（公共性）に対していかに向き合うかというクソデカ命題だったのです．

　——ソースのない情報の恐ろしさ．専門家が矜持を発揮できるのはオーセンティックな文献があってこそだということ．一方で，「ソースは？」の一言は学術の世界では常識であっても，一般の人々は「2 ちゃんねる用語ですか？」くらいにしか思っていないということ．テレビとラジオと紙とネットすべてに長所があり，どれかに偏ることは危険だが，ひとりの人間がすべてをカバーすることもまた無理という現実．どう連帯するか．ネットワークにおける私人の役割．専門家はわかりやすいところに集まっていないといざというときに頼れない，という肌感覚．専門家は互いを尊敬し合いながら，同時に，互いの振るまいが乱れたときにきちんと修正する間柄でいようとする距離感．面と向かって攻撃された人は余計に意固地になり考えを変えなくなるバックファイア効果*——

　ああ，軟式なやり方だけでは足りない，と思うことがいっぱいありました．

　私はアカウントの開設を 1 カ月延ばし，Word にまとめていた Twitter 運用メモを何度も書き直しました．「一人でやるのではなく仲間を作る」．「拡散とは」．「本気で医療情報を扱うとはどういうことか」．

　初期の「病理医ヤンデル」は，Twitter をブログ，mixi ページ，Facebook ページと連携することに決めました．複数の媒体にまたがることは「最低限しなければいけないこと」に思えました．公開する情報の内容のうち，半分は「全国にある病理学講座のウェブサイトを紹介すること」にし，残りの半分のうち一部は書籍などの他媒体を紹介することにしました．また，Twitter との相性がいいラジオアプリ「ツイキャス」を導入して，医療と関係ない他

---

*　当時そのような専門用語は知りませんでしたが．

分野の人々とネットで対談をしたり，NHK「総合診療医　ドクターG」の副音声解説（という名前で，単にフォロワーと同時にテレビを見て盛り上がっていただけ）をしたり，ハリソン内科学の音読企画などを行うなどしました．

　　このときの私の心中に去来していたものは，「商材を発信するタイプのアカウント」ではなく，「他の専門家のメッセージを仲介する，拡散のハブとなるアカウント」という漠然とした見通しでした．基本的には10年経った今も似たようなことを考えて動いています．自分のオリジナルメッセージを発信することよりも，他者を紹介（拡散）することのほうに力点を置くということ．

　　自分のオリジナルのメッセージについては，正直な話，自分のことなどひとつも混ぜなくてもいいのではないか，という気もしたのですが，直感的に，Twitterでは発信者本人の人格がマスクされすぎると情報拡散のハブとしてうまく働かないのではないか，という懸念がありました．軟式アカウントのやり方だけではパブリックに貢献することは難しいにしても，確実にコミュニケーションハブとして機能していた先達のやり方にも学ぶところは大きいと思ったのです．結果として，Twitterで扱う全情報のうち，4分の1くらいは自分のナラティブを語ることにしよう，と決めました．自分が受信する側にいるときのことを思い起こし，「日ごろからやりとりしている誰か」から流れてくる情報というのは色づいて見えるものです．ナラティブを無理に消去することはない，と考えました．

　　ところで，拡散メインのアカウントでいようとすると，大事なのは「フォロワー数」よりもむしろ「フォロー数」です．受信しなければ拡散のしようがないからです．このため初期から「フォロー返し」を行っています．まだフォロワー数が1000に満たない頃から，同業の病理医だけでなく，診断を生業にしているが病理医とは似て非なる放射線科医，まるで私が昏かったジャンルなのになぜか発言に共感してくださる精神科医，エビデンスを用いながらナラティブを磨く家庭医などと相互フォローになり，やりとりを重ねてました．このとき，「病理のことを知ってくれ！」と病理の話ばかりしているとコミュニケーションはうまくいきませんが，「病理の話を一切しない」のも話題を狭めます．普段はまずわかり合うことのない人たちと，Twitter特有の「軽薄さ」で，あくまで表面的に仲良くやりとりをする．自分のナラティブを隠さず，かつ，自分のナラティブだけで勝負しない，というバランス．公共心を忘れずにゆるゆると繋がること．これらを意識し続けていると，自分が

JCOPY 498-14812

本来立脚する専門性とは微妙にずれた世界との「緩い紐帯」が広がっていきます.

　ああ，私は Twitter に向いているかもなあと思ったのは，フォロワー数が日本の病理専門医の総数, 2100 人（当時）を超えた頃のことです. 専門家同士の狭いクラスタではなく，もうちょっと緩やかに大きく情報のなかにいられるかもしれない，とはじめて感じました. いずれ情報の「洪水」が訪れたときに，この紐帯がひとつの希望になるのかもしれない，ということを思いながら，「向いているかもしれない Twitter」の運用を続けました.

　その後，「軟式アカウント」たちは, 2012 年頃までに淘汰の波に晒されます. これまで，「緩さ」を自社のポリシーとうまく折り合いつけてやってきた人たちも，厄災の下に真偽不明の情報拡散に手を貸してしまいかねない状況では，硬軟いずれにも振り切ることができず，居心地悪そうに舞台からフェードアウトしていきました. しかし，すべての企業アカウントがなりをひそめたわけではありませんでした. ある種の選択圧がはたらいた結果でしょうか，震災後に残っていた企業アカウントたちはみな，「情報産業学」（梅棹忠夫先生による）[1] の達人ばかりです. 現代においてファンベース戦略[2] とよばれている，フォロワーとのコミュニケーションを重視し，爆発的な拡散よりも浸透を目論む情報戦略は, 2012 年ころから Twitter のあちこちで垣間見られるようになってきたと記憶しています. 私は広告や広報のプロたちのやり方に触れて，「医療情報産業学」の可能性について思いを馳せるようになり，所属する「SNS 医療のカタチ」の活動においても議論のテーマとして再三取り上げています[3].

 ## 炎上への対策

　東日本大震災の直後, SNS 上では一部の医師（病理医を含む）が，根拠に乏しい医療デマを発信していました. なかでも放射線についての怪しい情報は広く拡散され，「医師なのにニセ医療情報を発信するなんて！」と，多くの善意の医療者たちの怒りを買いました. このとき主に用いられたのが，非公式 RT（相手の発言をそのまま残してツイートする方式）でした.

　結果的に医療デマアカウントたちは次々と「炎上」したのですが，その結果，デマが減ったかというと，そうではなかったと私は考えています. 極論的で論旨も不正確なニセ医学情報は，善意の医療者・研究者たちが叩きにい

くことでかえって知名度をあげていきました．「炎上商法」と一緒です．「炎上すら用いて情報をばらまくことに乗り気な人たち」にとって，医療者たちによる善意の攻撃は炎上型CMでしかなかったのだと思います．

　一般的に，医療者が「炎上」の話をするときには，「炎上したら困るから炎上しない方法でやってくれ」と職場や上司などに諭されるケースが多いと思われますが，Twitterでは逆に，「いかに炎上するか」を考えて商売をしている人間もいるのです．単純に炎上しないための戦略を追い求めるだけでは発信力で後手に回ってしまいます．

　ニセ医学・医療デマについて，Twitter開始直後の私もまた，ほかの医療者と同じように「デマの発信者をブロックし，言及して叩く」というやり方をとっていました．しかし，自分のアカウントが大きくなるにつれて，「自分より小さかったはずのアカウントを引用するとかえって向こうのアカウントの規模が大きくなってしまう」ということが気になり，「個別に医療デマを叩いても無駄なのではないか」という趣旨のツイートをしました．するとなんとこの発言が，「医療デマアカウントを攻撃することに快感を覚えていた医療従事者たち」によって攻撃されはじめたのです．驚きを通り越して笑ってしまいました．なるほど，ケンカが人生なのか，では私はそっちに行かないようにしよう，と少しずつ発信内容を調整し，「医療デマを直接叩かず，より大きな力でやさしく丁寧な情報を拡散していく」という戦略に徹したところ，フォロワー数，インプレッションともにそれまでとは比べものにならないほど増加しました．このやり方については今でこそ多くの医療系アカウントが支持をしてくださっていますが，正直フォロワーが増えるとまでは思っていなかったこともあり，「複雑系の調伏しづらさ」みたいなものを日々感じています．

 ## 使用している情報発信ツールの活用方法

　紙幅が尽きてきたのでここからは急ぎます．TwitterなどのSNS，学術論文，書籍などジャンルを問わず，情報を「受信」することが，自分のナラティブ以外のメッセージを，自らがハブとなって世の中に広げることの第一歩です．自分の抱える商材を発信することしか考えていないと，おそらく，震災前の軟式アカウントのやり方までしかたどり着けません．ですから発信ツールではまず受信がどれだけしやすいかがカギとなります．Twitterは非常

JCOPY 498-14812

に受信向きで拡散にも向いています．また，YouTube でも，自分の言いたいことはほぼしゃべらずに「司会」に徹していますがおおむね好評なようです．

 ## 情報発信をするうえで気をつけていること

　まず，正義感に溺れて悪人の炎上商法に結果的に手を貸さないようにすること．Twitter を続ける限り，同時に学術業績を伸ばし続けなければ医師として信用されないだろう，という強迫観念ときちんと向き合うこと．

　そしてくり返しになりますが，「他人のメッセージをちゃんと受信し，それを世にはね返していくこと」がとても大事です．単に Twitter でリツイートをせよという意味ではなく，論文，学会講演，そして書籍などについても幅広く受信して，拡散する．ここにおそらく医療情報産業学の要があると思っています．三省堂書店池袋本店の「ヨンデル選書」企画や，大垣書店京都本店ほかで開催した「医書ビブリオバトル」などは，拡散者としての活動が民間に届いておおきな協力を得られたという意味で，手前味噌ながらとても評価しています．

 ## おわりに

　おわります．

　↑ そんな「おわりに」があるかよーってツッコんでください．限られたタイミングで自分のナラティブを語るときはツッコミどころを用意する．Twitter のコツです．強いばかり，胸を張るばかりでは伝わるものも伝わりません（医者がしばしば陥るピットフォールです）．

◆ 参考文献 ◆

1）梅棹忠夫．情報の文明学．中公文庫；1999．
2）佐藤尚之．ファンベース．ちくま新書；2018．
3）医戸端会議 # いどばた．YouTube 座談会．
　 https://www.youtube.com/playlist?list = PL2IWu46fpQxWbMWrPVKvv569IRk8SBNxU

HP（SNS 医療のカタチ）http://snsiryou.com

HP （脳だけが旅をする）dryandel.blogspot.jp

HP / **PodCast** （いんよう！）http://inntoyoh.blogspot.com

YouTube （SNS 医療のカタチ ONLINE）https://www.youtube.com/channel/
UCRiSbeoKbik6xtPC86YaqiA

Note http://note.com/dryandel

Twitter @Dr_yandel

JCOPY 498-14812

PERSON 02

私の医療情報発信
数えきれない挫折と挑戦

山本健人
田附興風会医学研究所 北野病院 消化器外科

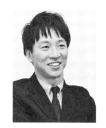

2010 年京都大学医学部卒業．神戸市立医療センター中央市民病院，田附興風会医学研究所北野病院を経て，2021 年京都大学大学院医学研究科，消化管外科学博士課程修了，医学博士．資格に外科専門医，消化器病専門医，消化器外科専門医，感染症専門医，がん治療認定医，FP2 級など．「外科医けいゆう」のペンネームで医療情報サイト「外科医の視点」を運営．Yahoo! ニュース，時事メディカルなどのウェブメディアで定期連載．Twitter や YouTube などでも一般向け情報発信を精力的に行っている．著書に『医者が教える正しい病院のかかり方』（幻冬舎新書，2019 年），『医者と病院をうまく使い倒す 34 の心得』（KADOKAWA，2020 年）ほか多数

主な情報発信の手段： **Yahoo** **時事メディカル** **HP** **Twitter** … P.27 へ

新聞への投書から始まった情報発信

　　私が初めて「情報発信」とよべる活動に着手したのは，医師になって 4 年目の頃です．朝日新聞の投書欄「声」に自分の文章を寄稿してみたのです．全くの「ダメ元」だったのですが，1 週間ほどのち，編集部から「掲載したい」と連絡があった時は小躍りしました．

　　当時の私は，ブログなどに手をつけたことは一度もなく，文章を書く習慣はありませんでした．SNS といえば，せいぜい Facebook を使って旧友と繋がる程度でした．

　　そんな私がなぜ，投書などという大それたことをしようと思ったのか．その背景には，臨床の現場で感じた理不尽さがありました．

私たち医師は，学生時代に医学に関する膨大な知識を身につけ，3日間にわたるハードな国家試験をくぐり抜けて医師免許を取得します．自画自賛するわけではないですが，私も医学生の頃はかなり真面目に勉強してきたほうです．

　ところが，研修医になって実際に診療に携わると，予期せぬ壁にぶつかりました．たとえ自分が知識を持っていても，それを生かせないケースのほうが多いと気づいたのです．

　例えば，医学的に適切な処方を行っても，薬を途中で中断して症状を悪化させてしまう方は少なからずいます．栄養指導や運動指導を行っても，医師の言葉を忠実に守れる人は多くありません．何より私がつらかったのは，化学療法（抗がん剤治療）を受ければ明らかに長く生きられる方が，民間療法に傾倒して病院を去っていったことです．

　その時，指導医が私にこう言ったのをよく覚えています．

　「よくあることだ．こうなったら我々にできることはない」

　どれほど知恵と技術を磨いても，病院のなかにいる限り，医師は「病院にこない人」や「病院にこなくなってしまう人」を救うことはできません．また，限られた外来の時間で，病気の仕組みや治療の必要性について詳細に説明する時間をとるのもなかなか難しいものです．

　こうして医師と患者の間でコミュニケーションエラーが起こり，最適な治療が患者に届かない．このような事態がたびたび生じていることを，私は医師になって初めて知ったのです．

　「診察室の外」で発信する必要性を強く感じた私が，まず「患者の大半を占める中高年層が見る媒体を」と考えて選んだのが新聞でした．私が最初に投稿したのは，生活習慣病と健康維持に関する話題でした．

 ## ウェブサイト開設に踏み切った理由？

　新聞への投書は3年間ほど続けました．朝日新聞以外にも，読売新聞や毎日新聞にも絶えず投稿し，合計50通ほど送りました．

　しかし，そこから何かに発展することはありませんでした．特に反響があるわけでもなく，私の声は小さいままでした．どれだけ原稿を新聞社に送り続けても，世界は何一つ変わらない．当たり前のことです．

　発信の方法を根本的に変えようと思ったのは，2017年4月，大学院に進学

JCOPY 498-14812

した時です．大学院生になれば，多忙な臨床業務から一時的に離れ，自分の時間が増えると思ったためです．

2017年5月，私は「外科医の視点」というウェブサイトを開設しました．ネット上に投稿した文章が多くの人に読まれるには，どのような対策をとればいいかを徹底的に学びました．自らレンタルサーバーを契約し，独自ドメインを購入し，ある程度のランニングコストを負って，しっかりした情報サイトの構築を目指しました．

最初の1年で300本を超える記事を書き，その甲斐あって，サイトへのアクセスは右肩上がりに増えました．2017年7月には月間67万ページビューを記録し，11月には書籍執筆の依頼が舞い込み，2018年にはテレビや週刊誌などの取材依頼が立て続けに入るようになりました．

3年間，新聞にひたすら投書を続けても発信のチャンネルは一切広がらず，無力感を抱いていた私にとって，このスピード感は大きな驚きでした．インターネットでの情報発信には，これほど大きなチャンスがあったのです．

SEO の限界と挫折

前述の通り，ウェブサイトの運営は最初こそ好調だったのですが，2019年初頭に異変が起きました．かねてより問題になっていた，医療情報サイト「WELQ」をめぐる一連の騒動で，Googleが医療・健康情報に関わるサイトの検索アルゴリズムを大きく変動させたのです．「WELQ」とは，かつてDeNAが運営していた医療情報サイトです．当時，あらゆる病気・症状に関わるテーマを網羅し，膨大な数のアクセスを誇っていました．どんな病名，症状名で調べても，検索エンジンの上位には常に「WELQ」のページが表示された時代です．医療・健康に関わるキーワードは，季節を問わず，年齢を問わず，あらゆる人が絶えず検索します．検索エンジンに強いサイトを作れば膨大なアクセスを得ることができる．これは，私自身が自分のサイトで実感していたことでもありました．

このように，検索エンジンに強いサイトを作ることを「SEO対策」といいます．SEOとは，search engine optimization（検索エンジン最適化）の略です．

当時は，「WELQ」に限らず，多くの医療系キュレーションサイトが企業規模で強力なSEO対策を行い，膨大なアクセスを得ていました．こうして

得たアクセスを，記事中の広告に流して収益を得るのが流行りのビジネスモデルだったのです．

　しかし，問題はコンテンツの質にありました．専門家から見れば，とても看過できない，あまりに劣悪な記事ばかりだったのです．例えば，「肩こり」で検索して1位に表示されるのは，「WELQ」の「肩こりの原因は幽霊」と解説する記事でした．また，薬の名前で検索すると，「おすすめの薬ランキング」なる科学的根拠のないコンテンツが多く上位表示される有様でした．

　誤った医療情報は，閲覧した人に健康被害を与える危険性がある点で，他のジャンルとは一線を画します．2017年末，Googleはこの状況を変えるべく，検索アルゴリズムを大きく変動させました．医療・健康に関わる情報については，専門機関や公的機関など，信頼性の高いページのみを上位表示する，と表明したのです．

　これによって，検索結果は激変します．一個人の発信者にすぎない私のサイトも圏外に飛ばされ，大打撃を食らいました．こののち，専門家の監修を得た良質な記事を次々と上位に表示させたのがメディカルノートであったことは，この業界の誰もが知っていることです．

　この時，私は情報発信の大きな基盤を突然にして失いました．これまで書きためた記事が誰にも読まれない．あまりの衝撃に目の前が真っ暗になりました．

　そもそも，ウェブサイトをブックマークに入れて繰り返し訪れる人などごくわずかです．現に私のサイトの訪問者は，その9割が検索エンジンからでした．医療や健康について疑問を持った人の大半は，検索エンジンを経由してサイトを訪れ，疑問を解決すれば二度とそのサイトに訪れないのです．

　自分の声を安定的に届けるには，「個人への信頼」を築く必要がある．ウェブサイトのように匿名性の強い情報発信では，執筆者への信頼感を抱きづらい．私はそのことに初めて気づき，Twitterでの情報発信を始めることになります．

Twitterでの情報発信

　2018年3月，私はTwitterでの情報発信を開始しました．Twitterのアカウントを作ったのはこの時が初めてで，当時は使い方もろくにわからない素人でした．しかし，多くの専門家たちがTwitterで発信していることに気づ

JCOPY 498-14812

き，その方々を真似る形で発信を始めました．

　Twitter には 140 文字という字数制限があり，短文で簡易的に情報収集したい人向けのツールです．そこで，医療に関する役立つ情報から，医師としての私見まで，なるべくエッセンスだけが伝わるよう意識しました．

　また，ウェブサイトで記事を更新した際に Twitter で告知するようにしたところ，それなりにアクセスが得られることもわかりました．もちろん，Twitter ユーザーの大半は短文で情報収集したい人ですので，リンクを踏んでわざわざ長文を読みにきてくれるのは少数派です（外部リンクのクリック率は多くても 5% 程度です）．やはり，短文で，読んですぐに理解できるような内容を伝えるのが，Twitter を使ううえでの大切なコツです．

　私はこうした発信が向いていたためか，2021 年 10 月現在，約 9 万人の方にフォローしていただいています．

 ## 複数のチャンネルで発信

　私は，他にも複数のチャンネルで情報発信しています．

　まず，Yahoo! ニュースと時事メディカルは，長文の情報発信の重要なツールです．Yahoo! ニュースでは，その性質上，時事性の高い話題を扱います．一方の時事メディカルは，日頃から知っておきたい医療の知識をわかりやすくまとめています．いずれも連載という形で，定期的に更新します．

　SNS での情報発信については，先述の Twitter が主体ですが，Facebook も利用しています（「外科医の視点」という Facebook ページを作って発信しています）．また，YouTube でスライド講義を少しだけアップしていますが，こちらも年間 70 万回くらいは再生されます．さらに，2019 年秋頃から医師 4 人で発信グループを作り，全国各地でボランティア講演を始めました．2020 年には新型コロナウイルス感染症の流行によって県外への移動が困難になったため，舞台を YouTube に移し，月に 2 回一般向けのウェブ講座を行っています．

　毎回各分野の専門家をゲストにお呼びして講義していただく形式で，時間は 30 分と簡潔な内容を心がけています．こちらも，毎回リアルタイムで 500 人前後が視聴し，のちにアーカイブで平均 5000 ～ 1 万回くらいは視聴されます．

　書籍については，2019 年から 2020 年にかけて，医療者向けに 2 冊，一般

向けに 3 冊上梓しました．書籍の利点は，1 つのテーマをしっかり深掘りできることです．特に一般書については，医療に関心の高い層をターゲットに，医療リテラシーの向上を目指して医学知識をわかりやすく発信しています．

 ## 情報発信をするうえで気をつけていること・炎上への対策

世の中に，「賛否両論のないオピニオン」は存在しません．自分のオピニオンを発信する以上，必ず反論はあり，批判を受けるリスクはあります．自分のオピニオンが多数派に与しない，偏ったものであれば，「炎上」という現象は容易に起こります．

したがって，炎上を避ける最もよい方法は，「オピニオン」ではなく「ファクト」を発信することです．「知っておきたい医学の知識」「最近の論文で発表された知見」「報道された病気についての注意点」などを，科学的根拠に基づいて発信すれば，それが正確である限り炎上することことはありません．「ファクト」には「賛否」などないからです．

むろん，ファクトを発信するだけでは，受け手に味気ない印象を与えるかもしれません．そこで私は，ファクトに慎重に自分の色をつけたり，医療に関わる個人的な近況を報告したり，趣味について語ってみたりしています．発信に人間味があるほうが，見るほうも楽しめるだろうと思うからです．

なお，炎上を避けたい場合は，「可燃性の高い話題」を扱わないのも大切です．昔から，「性」「政治」「宗教」は炎上リスクが高い話題として有名です．もちろん，これらについて十全たる知識がある人や，これらを専門とする人なら例外です．

 ## 情報収集の方法

専門分野に関する情報収集は，基本的には論文で行います．消化器・外科関連の医学雑誌を 10 種類ほど「ToC アラート」に登録し，新しい号が出るたびメールがくるように設定しています．

一方，専門外の領域まで論文ベースで情報収集するのは大変です．そこで役立つのが，やはり Twitter です．Twitter には，各分野の最前線で活躍する先生方が多くいて，最新の知見を共有してくれます．特に 2020 年からの「コロナ禍」では，感染症や公衆衛生の専門家からの発信が本当に役に立ちま

した．

 ## おわりに

　かつては，専門家が一般に向けて情報を届けたいと思えば，テレビや新聞，雑誌，書籍などを使うしかありませんでした．必然的に，これらの媒体にコネクションのある，限られた人しか発信できなかったはずです．しかし，近年は SNS やブログ，YouTube，Clubhouse など，さまざまな媒体が登場し，専門家が直接的に発信できるようになりました．

　もちろん，「オールドメディア」とよばれる媒体の利点は，編集のプロが内容を吟味し，クオリティコントロールを行えることにあります．一方，専門家が直接発信する場合，その責任は全て発信者個人が負うことになります．

　医療従事者が情報発信する場合，医学的な正確性が求められるのは当然のこと，病気に悩む方々に配慮した発信を意識する必要もあります．

　こうした点を意識しながら，私は常に受け手の利益を最大にすることを目指し，今後も情報発信を継続したいと考えています．

Yahoo https://news.yahoo.co.jp/byline/yamamototakehito
時事メディカル https://medical.jiji.com/keiyouTeacher/articles
HP https://keiyouwhite.com/
Twitter @keiyou30
Faceboook https://www.facebook.com/keiyou30/

PERSON
03

医師と患者の間にある"見えない線"を消す仕事

大塚篤司

近畿大学医学部皮膚科学教室　主任教授

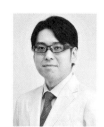

2003 年信州大学医学部卒業，2010 年京都大学大学院卒業，チューリッヒ大学病院客員研究員，京都大学医学部特定准教授を経て 2021 年より現職．皮膚科専門医，がん医療認定医，アレルギー専門医．『心にしみる皮膚の話』（朝日新聞出版，2019 年），『本当に良い医者と病院の見抜き方，教えます．"患者の気持ちがわからない"お医者さんに当たらないために』（大和出版，2020 年）など著書多数．日本経済新聞や AERA dot などでコラムを連載し，医師と患者の橋渡しをする情報発信を行っている．Twitter は @otsukaman

((A)) 主な情報発信の手段： Twitter YouTube HP 📖

情報発信をするようになったきっかけ

　私がまだ研修医の頃，赴任先の病院近くに脱ステロイドで有名なクリニックがありました．脱ステロイドとは，アトピー性皮膚炎の標準治療であるステロイド外用剤を使わず，他の薬剤や民間療法を組み合わせて治療する方法です．かつてマスメディアを中心に行われたステロイドバッシングの影響を受け，ステロイドだけは一切使いたくないと主張するステロイド忌避とよばれる患者さんが今も一定数います．

　重症のアトピー性皮膚炎患者さんが脱ステロイドを行うのは危険です．湿疹はひどくなるので，感染を起こして敗血症になるリスクや，顔をこすりすぎて白内障や網膜剥離になる可能性もあります．脱ステロイドとはつまり，アトピー性皮膚炎の自然寛解を待つことになるわけですから，1〜2 週間で症状が収まることはなく数カ月，年単位で暴走した湿疹に苦しむことになります．

JCOPY　498-14812

　私が勤める皮膚科では，クリニックで行う脱ステロイドに耐えきれず，逃げ込むように受診する患者さんが定期的にいらっしゃいました．話を聞いてみるとステロイド忌避の患者さんの多くは，ステロイドの間違った知識と使い方を盲信し，脱ステロイドを選んだことがわかりました．当時，インターネットの世界は今とは異なり，病名で検索すれば上位に並ぶのが個人のブログや民間療法がほとんどで，根拠のある医療情報にたどり着くのは至難の技でした．ステロイドを巡ってはきっと全国で同じようなことが起きているだろうし，正しい知識を届けなくてはならない，と使命感にかられ，匿名でブログを開設いたしました．それが今から15年くらいの前の話です．

 ## どのように情報発信を行っているか

　かつての匿名ブログは2年ほどで閉鎖しました．理由は脱ステロイドの患者さんからの攻撃に耐えきれなかったからです．実は，アトピー性皮膚炎やステロイドの情報を発信することで多くの患者さんの役に立つと考えていました．しかし，実際はネット上の患者さんからバッシングを受ける結果となりました．インターネット掲示板2チャンネル（現在の5チャンネル）には，私を批判するスレッドができ，そこには人格否定の言葉が並びました．匿名で行っていたせいもあり，勤務する病院や氏名の特定を試みる者，誹謗中傷を超えて身の危険を感じるような書き込みもありました．また，患者さんから寄せられる悩みはとても深刻で，いつの間にやらブログ更新は苦しいものになりました．ブログを閉じる時，もう二度とインターネットで医療情報は発信しない，と心に誓ったことを今も覚えています．

　ブログで情報発信をしていた頃，アトピー性皮膚炎とステロイドに関する一般向けの本を書きたい，とずっと思っていました．15年前は書店に並んでいるアトピー性皮膚炎の本は民間療法を宣伝した内容ばかりで，標準治療をわかりやすく解説した本はほとんどなかったのです．唯一，金沢大学の前教授竹原先生が書かれた『アトピービジネス』だけが根拠のある情報をもとにした標準治療の本でした．

　その後，私はインターネットの世界からは遠ざかっていましたが，病院では脱ステロイドの患者さんを何度かみる機会がありました．患者さんの体験は壮絶なもので，胸がえぐられるような思いをしました．全身から滲出液があふれ，高熱で1カ月ベッドで寝たきりの状態だったこと．退院後も人に会

うのが怖く，10年以上引きこもっていたこと．インターネットで情報発信を
するのはもうこりごりだけど，いつか本を書いて同じように苦しむ人がでな
い世界にしたい．そう思って医者を続けてきました．

　転機は2018年の夏に訪れました．知り合いの紹介で医療記事を大手WEB
媒体で連載することになったのです．インターネットでの医療情報発信から
離れている間，私はずっとブログでの失敗について考えていました．どうし
て多くの脱ステロイド患者さんの批判を浴びてしまったのか，と．そのなか
で気がついたのは，脱ステロイドを行った患者さんは一度は標準治療をして
いたということです．標準治療を行うなかで，主治医やいまの治療を信じら
れなくなり，脱ステロイドを選択した．そういう背景を知らずに，一方的に
「脱ステロイドは危険なのでやめましょう」と言ったところで患者さんの心に
は全く響かない．私は医療情報を発信する心構えの大前提を間違っていたの
です．ニセ医学を切った先には標準治療で傷ついた経験のある患者がいる．
医療の知識や技術は私一人で身につけたものではありません．たまたま私が
社会のそういう役回りを担っているだけです．そう考えると，自分の言うこ
とを聞いてくれる患者さんだけを助ける医療スタイルはおかしく，違う信念
をもった人にも平等に届けるのが本来の医療の姿だと思います．標準治療を
選ばなかった人も傷つけない医療情報の発信ができないものか？　そう考え
て立ち上げたのが「SNS医療のカタチ」です．SNSで交流のあった小児科
医ほむほむ先生（堀向健太先生），外科医けいゆう先生（山本健人先生），病
理医ヤンデル先生（市原真先生）と「やさしい医療」をテーマにさまざまな
媒体を活用し情報発信を行っています．

▍Twitter

　個人的にSNSで一番使いやすいのはツイッターです．しかし，医療情報
を発信するツールとしては使いこなすのが難しいと感じています．ツイッタ
ーには140字の字数制限があります．140字で正確に伝えられる医療情報は
まずありません．伝えたいことを全て書こうと思うと連ツイとよばれるツイ
ートをいくつも繋げる必要があります．また，短い文章で多くの人に伝えよ
うとすると「言い切り型」にせざるを得ません．医療従事者のみなさんであ
ればよくわかっていることだと思いますが，医療で言い切れることはほとん
どありません．人間には心臓がある，は言い切れる事実ですが，アトピー性
皮膚炎にはステロイド外用剤が効く，を言い切ってしまうのは危険です．な

JCOPY 498-14812

かにはステロイド外用剤の効果が乏しい人や，ステロイド外用剤で接触皮膚炎（かぶれ）が起きてしまう人もいるからです．

　ツイッターをはじめた頃は皮膚科の知識をよく書いていましたが，いまはツイッターには医療情報をほとんど書かなくなりました．その代わり，字数制限のないブログや WEB 記事に医療情報を書き，その記事への誘導としてツイッターを使っています．

公開講座

　前述の「SNS 医療のカタチ」は一般の方に医療情報を提供する集団です．「やさしい医療」をテーマにしており，このやさしいには「優しい」と「易しい」の意味が含まれます．伝え方は優しく，伝える内容は易しくが私たちの共通のスタンスです．COVID-19 が流行する前は，SNS 医療のカタチで無料の一般公開講座を開催していました．自分たちで会場の準備を行い，大阪，京都，東京，札幌など全国の都市を回りました．Face to Face の一般公開講座は聴衆の方にダイレクトに声が届くので私たちが伝えたいことが伝わりやすい．そして何より本当に楽しいです．すべて自前で開催していたため，私たちはだいぶ身銭を切りましたが，今でもやってよかったと思っていますし，COVID-19 が収束したらすぐにでも再開したいと考えています．

YouTube

　一般の公開講座がリアル開催できなくなったことから，SNS 医療の形で動画配信をするようになりました．これまでのリアル開催では 100 人の聴衆が集まれば「すごい」と思っていたのですが，WEB 配信になると規模が違います．多いときは 1000 人の方がライブ配信を見てくれます．圧倒的に多くの方に情報が拡散するのが動画配信の良いところです．現在は月に 2 回程度，「SNS 医療のカタチ online」という名称で医療情報を発信しています．

情報発信をするうえで気をつけていること

　情報発信でいつも考えていることは，自分の患者さんが読んだらどういう気持になるだろうか？ということです．これは本名であろうが匿名であろうが関係ありません．自分の立場を患者さんに置き換えて，命を預けている主治医が「いまこんなことをしている」と公開することに対しどう感じるか想

像するようにしています.

　特にSNSでは，楽しかったり，怒っていたり，悲しかったりと感情的になる場面では反射的に対応してしまうことがあります．必要であれば一晩たってからSNSに書き込んでもよいわけです．見ている患者さんの視線を常に意識して情報発信をするようにしています．

情報収集の方法

　医療情報の収集に関しては，基本はPubMedです．PubMedには無料でアカウントを作成することができ，キーワードを保存できる機能があります．私は知りたいテーマを適宜保存しておき，そのキーワードが含まれる新しい論文が出版されればメールでアラートが届くように設定してあります．情報発信の面で役に立つのはもちろんのこと，自分の専門分野のアップデートや研究には必須です．

　いわゆる話のネタとしての医療情報であれば，SNSを活用するのが効率的でしょう．信頼できる専門家を数人フォローしておけばタイムリーな話題を逃すことはほぼありません．

　M3やメドピア，日経メディカルが配信するメーリングリストも活用できます．ここには専門家がキュレーションした医療情報が日本語であがってきます．概要をざっと日本語で読んで気になる論文があれば原著にあたってみるとよいでしょう.

　英語論文をざっと読むときは，最近ではDeepL翻訳を使っています．英語がよっぽど得意な人でない限りDeepLで翻訳された日本語で情報収集するほうが早いです．細かいニュアンスが気になる部分，読み込みたい論文があれば翻訳前の原文にあたればよいと思います.

　書籍を読む時間はすっかり減ってしまいました．2021年4月から主任教授になったこともあり，仕事が忙しすぎるせいもあります．それ以上に，年齢とともに1冊読み切る力が衰えてきたと感じます．時間やお金だけでなく，体力と気力は限られたリソースであるということを改めて実感します．そのため，書籍は気になるものがあればまずは買う．積読を心苦しいと思わず，題名が見える状態で本棚に並べておきます．1冊読み切る時間はなくとも，パラパラッとめくって自分がほしい情報を見つけたり，心に残る一文があればそれで十分と考えるようにしています.

JCOPY 498-14812

おわりに

　医療情報をなぜ発信するのか？　私の場合，突き詰めると「医師と患者の間にある"見えない線"を消したい」からです．コミュニケーション・エラーから生まれる医療不信．間違いやデマが多いインターネットの医療情報．一般の方には理解が難しい最先端の医療技術．こういった「見えない線」がなくなることで，日本の医療はもっと良くなると信じています．見えない線を消す仕事として，SNS や WEB コンテンツでの連載，そして一般公開講座を続けています．「やさしい医療」をテーマに今後も活動を続けていきたいと思います．

PERSON 04

発信しなけりゃ意味がない
てんかん診療の特殊性

中里信和
東北大学大学院医学系研究科てんかん学分野　教授

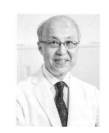

1984年東北大学医学部卒．同脳神経外科に入局後，てんかん外科を普及すべく，脳波・脳磁図・脳機能マッピングの研究を開始．1989年より米国カリフォルニア大学ロサンゼルス校研究員．1993年より東北大学と広南病院で，てんかんと脳機能マッピングのプロジェクトを開始．2010年に大学病院としては全国初の「てんかん科」，翌年「てんかん学分野」を創設し現在に至る．研究面では，1987年より超伝導センサ，2010年よりトンネル磁気抵抗素子を用いて，脳磁図検査の開発研究を行っている．2006年，国際臨床脳磁図学会を創設．2021年，米国臨床てんかん学会 Legacy Award を受賞．てんかん診療普及のため，患者や一般医向けの情報発信を展開している．座右の銘は「むずかしいことをやさしく（井上ひさし）」．趣味は焚き火，囲碁，ノルディック・ウォーキング．

(((A))) 主な情報発信の手段： HP 💪 ラジオ Twitter 📖 啓発イベント

It don't mean a thing, if it ain't got that swing.
—— Irving Mills（1943）

🌐 情報発信をするようになったきっかけ

▌発信しなけりゃ意味がない

　およそ医師なら，目の前の患者を救いたいという本能をお持ちでしょう．私もそうです．しかし，てんかんを専門とするようになって，「どうしてこの患者は，何年もの間，間違った，あるいは明らかに時代遅れの診療を受け続

JCOPY　498-14812

けてきたのだろうか」という疑問を持つことが多くなりました．てんかん診療は，ここ 10 年で大きく進歩してきました．しかしいまだに多くの患者が，そして医師もが，最新情報に触れる機会もないために，知らず知らずに漫然と昔の治療法を続けているのが実情です．

　さらに長い歴史のなかで，てんかんには蓄積され肥大化された多くの誤解や偏見があります．目の前の患者を幸せにするだけでなく，最新診療の存在を世の中に普及させて，かつ誤解や偏見を取り除く活動を展開しなければならないというのは，てんかん専門医として大学に身を置くものとして当然の考えです．

　上掲の歌詞は，ジャズの大御所 Duke Ellington の名曲「スウィングしなけりゃ意味がない」のサビの部分です．てんかん医として教育機関で仕事をする限りは，「発信しなけりゃ意味がない」と私は考えているのです．

どのように情報発信を行っているか

ホームページ

　かつて私は「Nobukazu Nakasato ONLINE」という個人ホームページを，HTML で手作りして運営していました．てんかんと脳機能マッピングという私のテーマは今と同じでしたが，勤務先は民間病院だったので，ホームページによる情報発信が必要でした．2010 年に大学に移籍してからは，大学のホームページに切り替えて現在に至っています．しかし，正直なところホームページには限界を感じつつあります．訪問者の立場でみるとホームページはプル型情報収集法です．興味のある人しか閲覧しないのです．もっと積極的に発信したい私は，「プッシュしなけりゃ意味がない」と思うようになりました．

講義と講演

　てんかん科開設後すぐ，読売新聞のコラム「顔」に取り上げてもらいました．当時の私の思いが「大学教授のほうが医師にも話を聞いてもらいやすい．全国をつじ説法して回りたい」と掲載されました．

　実際，大学赴任後は講義や講演の機会が格段に増えました．医学部以外の学部や大学院学生への講義の機会や，他大学での出張講義もあります．「てん

かんは口から泡を吹いて倒れてガクガクふるえる病気」と誤解していた学生たちに，「てんかんでは動作が止まってぼんやりするだけの発作が最も多いが，多くの医師がこれを知らない」というメッセージを教えるだけでも意義があります．10年も続けていると社会への影響は小さくありません．

　製薬会社の講演会にも招かれる機会が増えました．講演を終えると聴衆の誰かから，必ずといってよいほど次の講演への依頼をもらいます．後述するTwitterのフォロワーや書籍の読者も，講演のたびに増えていきます．毎週のように講演していると，「講演ばかりしている」と非難されたこともないわけではありませんが，てんかんへの誤診や誤治療があとをたたない現状を考えると，「講演しなけりゃ意味がない」のです．

■ メールマガジン

　てんかん科開設からちょうど1年後，東日本大震災が起きました．マスメディアの報道内容で感じたのは，被災地の現状を知らない方が多いという事実でした．東北大学病院には被災地の情報が集約されましたので，てんかんに関連する情報を「Epilepsy_Disaster」と題するメールマガジンとして発信することにしました．非常事態に鑑み，私の関連する複数の学会の名簿をもとに，メールのBcc機能を使っての強制配信です．発災3日目からの2週間，毎日2～3回の頻度で配信していました．これを受け取った学会関係者や知人が，さらに再配信し，最終的には医療関係者だけでなく製薬会社，マスメディア，行政関係者も読者としてメールマガジンに登録してきました．発信した情報の一部は，首相官邸にも届けられたとことがあると，後日，厚労省の知人を介して知りました．

　メールマガジンをタイプしていた時には，私の故郷でもある三陸海岸の惨状が目に浮かんだものです．この時ほど，「今，発信しなけりゃ意味がない」と思ったことはありません．

■ ラジオ番組

　東日本大震災の直後，医学系研究科で広報支援を担当していた長神風二先生に紹介され，NHKラジオでの生放送のチャンスも頂戴しました．また地元エフエム局の支援も受けて，「知って安心，てんかん」という短い番組も持たせていただきました．ラジオは機動力がある，と実感しました．何よりも，ラジオはプッシュ型なのです．てんかんには興味がないと考えている人が，

車の運転をしながら，店の番をしながら，あるいは家事をしながらラジオを聴いています．こうした不特定多数の方々に，飛び込みで情報を伝えることができるというのがラジオの魅力です．「広報しなけりゃ意味がない」ことを教えてくれた長神先生には，心から感謝しています．

Twitter

　Twitter は 2010 年から始めましたが，当初は使い方をよく知らず，フォロワー数もわずかでした．ところが 2011 年 4 月，てんかんと診断された運転手がクレーン車の事故をおこし，大勢の小学生が亡くなるという悲しいニュースがありました．以前から「2 年間発作ゼロなど条件を満たせば，てんかんでも運転は可能です」とツイートしていた私のサイトは，「てんかん患者に運転をさせるのか！」と，炎上寸前の事態となったのです．一方で，てんかん患者からは「自分たちは怖くて発信できない．先生が発信して，てんかん患者の立場を守ってほしい」という依頼もたくさん届きました．そこで私は意を決し，パソコンに向かい，てんかんの多様性についての発信を 2 日間ほど連発しました．たったの 2 日でフォロワー数が 2 倍以上になったのです．

　Twitter を含め SNS での医療相談は医師法違反ですが，一般的な知識を配信することは許されます．「てんかん専門病院は遠くて通院できない」というツイートがあれば，「専門医受診は一生に一度でよいから」とか，「いったん専門医に診断をつけてもらったら，地元のかかりつけ医で大丈夫な場合も多い」などとツイートすることによって，正しい診断がついて幸せになった患者が数多くいます．この時はじめて「医師の教育だけでは意味がない」ことに気づいたのです．

入門書籍

　最新てんかん診療の情報を医師に伝えたくても，「てんかんは自分の専門ではないから」と考える医師は，てんかん関連の学会や研究会にはそもそも足を運びません．こうした医師でも日々の診療のなかでは，抗てんかん薬は処方しています．Twitter の経験で「医師の教育だけでは意味がない」ことに気づいた私は，患者や家族向けの書籍を出すことにしました（中里信和，監『「てんかん」のことがよくわかる本』講談社，2015 年）．また脳神経外科医向けの商業誌に連載していたコラムをまとめた書籍（中里信和『ねころんで読めるてんかん診療』メディカ出版，2016 年）を出版する際には，「患者

には先に読まれたくない」という副題をつけてもらいました．これが功を奏したのか，こちらの書籍でも，医師以外の読者を数多く得ることができました．その後も患者向けの書籍（中里信和『変わる！　あなたのてんかん治療』NHK出版，2018年）や，一般医向けの書籍（中里信和『もっとねころんで読めるてんかん診療』メディカ出版，2020年）を出版しています．入門書籍には，学会発表や学術誌への論文発表だけでは得られない教育効果があると感じています．もし拙著に興味のある方は，まずはオンラインブックショップの書評だけでもご覧いただければ幸いです．

情報発信をするうえで気をつけていること

大きな声を出したいけれども

　冒頭で述べたように，「どうしてこの患者は，何年もの間，間違った，あるいは明らかに時代遅れの診療を受け続けてきたのだろうか」と感じる立場としては，ついつい講演では大きな声を出し，書籍やSNSでは強い筆調で，誰かを批判したくなります．しかし，よく考えてみると，誤診・誤治療・誤解の数々は，誰も好き好んでやっていることではありません．こうした方に情報を伝えるには，まずは毛嫌いされないことこそが重要です．

　実は私はこれまで，大きな声での失敗を数々，経験しています．これからも多分，繰り返すような気がします．けれども，大きな声を出したくなった時こそ，ニコニコしながら冗談をまじえて，楽しい講演にしなければなりません．強い筆調で鋭い批判を書きたくなった時こそ，どうやったら皆にこの本を手にとってもらえるだろうか，どうやったら私のツイートをリツイートして拡散してもらえるだろうか，という点に意識を集中しなければならないと思っています．

　私の座右の銘「むずかしいことをわかりやすく」を書いた井上ひさしも，社会への批判の気持ちを強くもち続けた作家でした．彼はそれでも，批判の精神を伝えていくには，まずは読まれなくてはいけないと考えていたのです．彼の言葉の最後は「ゆかいなことをもっとゆかいに」で終わります．上掲の「スウィングしなけりゃ意味がない」では，「何かスィートなものがなければ歌う意味がない」と続きますね．「発信しなけりゃ意味がない」ですが，「受け取ってもらえなけりゃ意味がない」のです．

JCOPY 498-14812

情報収集の方法

専門領域以外の情報を得る

　てんかんを専門とするからには，毎日3度の食事をとるのと同様に，専門領域の論文には目を通しています．幸い，大学におりますと，同僚たちとの勉強の機会が多く，他人の力を借りての勉強も容易です．

　加えて私は，専門領域以外の情報を得ることも大切だと考えています．最近，国内外の有名な作家の文章読本やエッセイを読んでいるのですが，どの作家も「100冊読んで1冊書ける」といった具合で，仕込みに熱心であることがわかりました．

　かつて私は，読書といえば紙の本に限ると考えていました．しかし最近では，電子書籍も併用しています．移動中の夜のタクシーのなかや，深夜の中途覚醒の時でも妻を起こさずに本を読むことができます．文字の大きさも自由自在に変えられます．さらに私はオーディオブックにも，相当の資金を投資しています．とくに毎朝，日課にしているノルディック・ウォーキングの時間は，オーディオブックが最高の友だちです．好きな英語作家の小説を原文で聞く楽しみも知りました．米国の歴代大統領の（ただし全員，民主党），あるいはその夫人たちの自叙伝は，ほぼすべて読破ならぬ聴破しました．日本語のオーディオブックでは，歴史解説書や歴史小説が気に入っています．

　こうして得た雑多な情報は，ただちに医学情報の発信に役立つわけではありません．しかし，本をたくさん読んだり聞いたりしたあとは，英語の論文を書く時でも，日本語の入門書を書く時でも，不思議とサクサク，ペースが進むような気がしています．ちなみに，締切りを大幅に遅れていたこの原稿は，カズオ・イシグロの近著を聴了してから執筆しました．

 ## おわりに

　てんかん診療の特殊性から，「発信しなけりゃ意味がない」と書いてきました．ただしこれは，私が大学で勤務しているからだと思います．本当のことを書くと，発信するのは疲れます．目の前の患者を幸せにすることのみに集中するほうが，気が楽です．誰かの書いた本や論文を読むことのほうが，本

当は楽しいです．あと数年，せめて大学での仕事を続けている間だけは，「発信しなけりゃ意味がない」と，当面，発信し続けることにしましょうか．でも，それが終了したら「人生，楽しまなけりゃ意味がない」を優先し，積んだままの書籍や，ダウンロードしたままの電子書籍やオーディオブックを，心ゆくまで楽しみたいものです．

JCOPY 498-14812

PERSON 05

がん患者へ届けるやさしい医療情報

大須賀　覚
アラバマ大学バーミンガム校　助教授

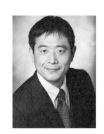

筑波大学医学専門学群卒．卒後は脳神経外科医として，主に悪性脳腫瘍の治療に従事．患者と向き合う日々のなかで，現行治療の限界に直面して，患者を救える新薬開発をしたいとがん研究者に転向．現在は米国で研究を続ける．日本で不正確ながん情報が広がっている現状を危惧して，がんを正しく理解してもらおうと，情報発信活動も積極的に行っている．Yahoo! 個人オーサー．Twitter（フォロワー5万人）．著書に『世界中の医学研究を徹底的に比較してわかった最高のがん治療』（ダイヤモンド社，2020年．勝俣範之氏・津川友介氏と共著）．

((А)) 主な情報発信の手段： **HP** **Twitter** **Faceboook** **Note** … P.47 へ

情報発信をするようになったきっかけ

　日本でがん治療についての不正確な情報が広がったのがきっかけでした．「がんは治療してはいけない」「抗がん剤は毒だ」などの情報が広がって，患者さんのなかにはそれを信じてしまい，治療を放棄してしまう方までいました．その現実に衝撃を受けて，何とかしたいという強い思いにかられて，がん治療についての情報発信活動を開始することにしました．

　開始したといっても，最初の活動はそれほど大規模なものではなく，自分のFacebookで公開記事（友達でなくても見られる記事）を週に1つほど書くという程度でした．せいぜい数十人，多くて100人程度が読んでくれるというものでした．

つらかった " 下積み " 時代

　情報発信を始めるとわかったのですが，最初はほとんど誰も見てくれませんでした．記事を書くのにはかなりの手間がかかるのに，ほとんど反応も得られずに，「こんなの意味があるのだろうか」という気持ちに何度もなりました．まさに孤独な戦いでした．おそらく，医療情報発信を始めた多くの医療者が同じ思いを感じたことがあると思います．私の場合もまさにその状況でした．Facebook で発信を始めて数年間は大きな反響を得られることもなく，淡々と続けているという状況でした．ときどきもらえるがん患者さんからの参考になったという言葉が唯一の救いでした．

　そんななかで大きな変換点となったのが日本医科大学の勝俣範之先生との繋がりでした．勝俣先生はがん情報発信のパイオニアといえる方で，以前からがん情報発信を積極的に行っておられて，多くのフォロワーを持っていました．その勝俣先生が私の情報発信をシェアしてくださるようになって，急に見てくれる人が激増しました．急にやりがいが増しました．大変にありがたかったです．

　確かにフォロワーも増えましたが，Facebook はそれほど拡散力のある SNS ではないので，どんなに見てもらっても 400 〜 500 人というところでした．「もっと拡散されるブログや Twitter を使ったほうがよい」と他の人にもすすめられたのですが，正直なところ怖い思いもあって，先に進まない期間が数年間ありました．

　ただ，この期間は私にとっては貴重な時間でした．Facebook で書き込むと，正直な感想を書いてくださる患者さんが結構いたので，そのおかげで「この説明では難しすぎるのだな」「患者さんが最も知りたいのはここなのだな」「このたとえは不快に思う患者さんがいるのだな」という感覚を，この時期に勉強することができました．この下積みのような期間があったことがその後の情報発信の発展につながりました．

 ## Twitter とブログで大きく世界が広がる

　Facebook での発信を 4 〜 5 年続けるうちに，いろいろな自信もついてきて，批判的なコメントなどへの対処なども学び，本格的な情報発信を始めよ

JCOPY 498-14812

うかなという思いにだんだんとなってきました．そして，2018 年 3 月に個人ブログと Twitter を本格的に開始することにしました．

そこからは，怒涛のように世界が広がっていきました．今までは数百人が見てくれるというレベルだったのが，数万人が読んでくれるという規模に拡大しました．そうしているうちにいろいろなメディアからもお声をかけてもらえるようになって，テレビ・新聞などの情報媒体へも登場させてもらったりもしました．

正直なところ，私自身は自分が有名になりたいとの願いはなくて，名前が知られることはむしろ怖いなという思いのほうが強いです．できればあまり目立つメディアには出たくないという思いも未だにあります．しかし，自分の情報発信を多くのがん患者さんに見てもらい，標準治療を中心にした適切ながん治療を多くの人に受けてもらうためには，拡散力のあるいろいろなメディアに実名で登場して，できる限り情報を広げないといけないとも感じていて，さまざまな媒体に可能な限りは出るようにはしています．

人との出会いが情報発信の原動力

今では Twitter で 5 万人以上の人にフォローしてもらい，さまざまなメディアで記事を書かせてもらえるまでになったのですが，そうなれたのは本当に人との出会いのおかげだったと思っています．先ほど書いたように，勝俣先生との出会いが初期の情報発信において重要な出来事だったのですが，その後も多数の重要な出会いがありました．

Twitter を始めた頃では，病理医ヤンデルこと市原真先生との出会いが本当に大きかったです．彼に出会えたことで，私の情報発信には幅がでたと思っています．情報を伝えるには，正確さのみではなく，伝え方，情報の置く場所，広げる仕掛けなど，多くのことが必要だということを彼から学べました．また，情報の拡散にも彼から大きな助けをいただいたし，また彼を介して素晴らしい医療者とも繋がることができて，本当に世界が広がりました．2019 年 9 月には一緒に渋谷ヒカリエで医療情報発信イベントも行って，これも私の情報発信にとって，大きなマイルストーンともいえる出来事でした．

あと，もう 1 つ忘れてはいけない出会いがあります．それはがん患者さんとの出会いです．情報発信での大きな課題は，医療者と患者さんとの間の知識・認識ギャップをいかに埋めるかで，そこを埋めるためには患者さんから

のフィードバックが欠かせません. そこをしてもらえる患者さんたちに, 情報発信の初期から出会え, 今でもいろいろとアドバイスをもらえることが, 私の情報発信を支える原動力の1つとなっています.

 ## 書籍出版について

　ブログやSNSでの情報発信を続けながら, いつかやりたいと思っていたのが書籍の出版でした. 日本のがん関連書籍はかなりひどい状況で, 本屋さんのがんコーナーには不正確な情報をもとに書かれたがん書籍が山のように積まれています. がん患者さんもそれらから情報を得てしまい, 混乱してしまうという状況でした. そのなかでなんとかできないかという思いはあって, いつか自分で書籍を出したいと思っていました. ただ, がんについての書籍を出すとなると, 幅広い領域をカバーすることが必要です. 私は基礎研究・新薬開発を専門としているので, 他の専門家の方との共著でないと書籍を作るのは難しいという思いがあって, なかなか進んでいませんでした.

　そんななかで, ある日, カリフォルニア大学ロサンゼルス校 (UCLA) の津川友介先生から, がんについての本を勝俣先生と3人で出さないかという話をいただきました. まさにこれしかないという話でした. がん予防を津川先生, 勝俣先生が治療, 私が新薬開発や医療情報について執筆するということでプロジェクトはスタートしました.

　そこから, 約1年半の年月をかけて, 私たち3人の知識の全てをつぎ込んで書き上げたのが『世界中の医学研究を徹底的に比較してわかった最高のがん治療』(ダイヤモンド社, 2020年) という本でした. この本では, 病院で行われている保険適用される標準治療はいかに信頼のおけるものなのか, それ以外の未承認治療を過信しすぎては危険な理由を丁寧に解説しております. この本は2020年4月に発売されて, ありがたいことに好評をいただけて, 現時点では重版 (4刷) となっております. 日本のがん書籍のひどい状況に, 少しですが, 正確な情報を入れることができたのではと思っています.

 ## トラブル / 炎上への対策

　「がんでは標準治療を第一に検討しましょう. 代替療法には気をつけましょう」という発信を行っているため, 標準治療に対して反感を持っている人

JCOPY 498-14812

や，代替療法を扱っている業者からの攻撃というのが最も怖いものになります．そのため，この対策には本当に細心の注意をしています．行っている対策を以下にあげます．

1. 具体的な名前をあげて批判しない

何かの治療には科学的根拠がないという記載をする時には，具体的な業者や病院の名前をあげることは絶対にしないようにしています．特定の対象がいると思われないようにしています．訴訟などのトラブルにも繋がるため，気をつけないといけないことと思っています．

2. 過激な言葉を使わない

激しい文言を使って批判することはトラブルを起こす元になりますので，言葉使いには細心の注意をしています．

3. 反論コメントには返信をしない

主に SNS での使用上の注意ですが，反対意見の方からコメントがきた時には決して返信をしないようにしています．言葉のやり取りはさらなる反感感情や，過激な攻撃に繋がります．こちらから繋がりを作らないように気をつけています．

4. 誤解を与える記述はすぐに訂正する

何かを書いた際に，誤解を与えてしまうという場合があります．特に，医療者ならわかるけど，患者さんは誤解するというような場合です．その場合には必ずすぐに修正，または削除するようにしています．

5. 専門外には口を出さない

話題のトピックに口を出したくなるときはあるのですが，やっぱり専門外には口を出さないことが大事だと思っています．

使用している情報発信ツールの活用方法

情報発信の中心は Twitter になっています．最も拡散力があるので，こちらに書き込んで広げるというのを基本にしています．ただ，Twitter ではまとめた内容を書くことが難しく，ボリュームのある記事は他媒体で書くようにしています．長めの記事を載せる媒体としては，Yahoo 個人と毎日医療プレミア，個人の note に記事を書いています．最初は個人ブログが中心でしたが，やはり拡散させるのが難しいため，現在では他メディアが主体になっています．その他としては，執筆依頼を受けた新聞・雑誌などに記事を書くこ

ともあります.

　次の書籍も書きたいとは思っているのですが，なかなか時間を取ることが難しく，現状ではなかなか進んでいない状況です．YouTube も大事な発信チャンネルだと思っているのですが，なかなか自分が主体でやることは時間的に難しくて，現時点では他の医療者のチャンネルにゲストとして参加するのみの活動になっています.

 ## 情報発信をするうえで気をつけていること

　私の医療情報発信では，「やさしさ」を大事にしています．私が使っている「やさしさ」という言葉の意味は，「理解しやすさ」「平易」という意味での「やさしさ」，「心がこもった」「温かい」という意味での「やさしさ」で，それらを満たした発信をしたいと思っています.

　医療情報発信では正確さが大事なのはもちろんなのですが，それに加えて，わかりやすくて読みやすい文章であること，また患者さんの気持ちも汲み取ったうえでの，思いやりも必要だと思っています．それらが全て含まれていないと，なかなか伝わる情報発信にはならないと感じています.

　例えば，「がん治療ではまず標準治療を選びましょう」という情報発信をするとして，正確なデータを出すことだけではなかなか伝わりません．確率などが中心となる医療情報をわかりやすくする工夫が必要です．それとともに，患者さんが抱く気持ちに対しての配慮も必要です．代替療法を試してみたいという患者さんの気持ちにも寄り添わないと，本当に伝わる発信にはならないと思っています．もちろん，簡単なことではないです．私もまだまだ勉強をしながら行っています.

おわりに

　今回は貴重な機会をいただきまして，私の医療情報発信について，僭越ながらご紹介をさせてもらいました．私なりに苦闘をしつつ，独自にやってきた方法ですので，ベストな方法だったのかはわかりません．ただ，これから情報発信をしていきたいという医療者の方がおそらく抱える悩みを，私も抱えて，それと戦ってきました.

　今回紹介したことの何かが参考になって，皆様方の医療情報発信が少しで

JCOPY 498-14812

もスムーズに進むようになれば，本当に嬉しいです．最後まで読んでくださって，誠にありがとうございました．

((ᴬ))

HP （がん治療で悩むあなたに贈る言葉）https://satoru-blog.com

Twitter @SatoruO

Faceboook https://www.facebook.com/osuka.satoru

Note https://note.com/satoru_osuka

Yahoo https://news.yahoo.co.jp/byline/osukasatoru/

毎日医療プレミア https://mainichi.jp/premier/health/ これだけは知っておきたいがんの基礎知識 /

Instagram https://www.instagram.com/satoru_osuka/?hl＝ja

一般の方も，医療者も，同じ情報を読むことで同じ方向を向けるように

堀向健太

東京慈恵会医科大学葛飾医療センター　小児科

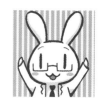

小児科医．日本小児科学会専門医・指導医．日本アレルギー学会専門医・
指導医・代議員，広報委員会委員．
日本小児アレルギー学会代議員，各種委員．「チャイルドヘルス」（診
断と治療社）編集委員（2021/5/3 現在）．1998 年，鳥取大学医学部医
学科卒．2007 年，国立成育医療センター（現国立成育医療研究センター）
アレルギー科，2012 年から東京慈恵会医科大学葛飾医療センター小児
科．2014 年に世界初の保湿剤によるアトピー性皮膚炎発症予防研究を
発表．2020 年度は医学雑誌に約 20 本，一般向けの医学記事を約 30 本
発表．2016 年，ブログ「小児アレルギー科医の備忘録」を開設，1200
本以上の医学記事を公開．Yahoo! 個人オーサー，NewsPicks プロピッカー
の他，各種医療情報サイトで医療記事を発表．Twitter（フォロワー9.2
万人），Instagram（フォロワー2.2 万人）．著書に『マンガでわかる！
子どものアトピー性皮膚炎のケア』（内外出版社，2020 年）『ほむほむ
先生の小児アレルギー教室』（丸善出版，2021 年）．

(((A))) **主な情報発信の手段： HP Twitter Yahoo 📖 Instagram** … P.55 へ

🌐 情報発信をするようになったきっかけ

　　もともと私は，医療情報発信に強い意識があったわけではありませんでし
た．とはいえ，アレルギーの患者さんが急増している状況のなかで焦燥感の
ようなものが芽生えていたのです．そして，アレルギーの発症予防を考えて，
2014 年に新生児期からの保湿剤を継続的に塗っているとアトピー性皮膚炎
の発症予防に繋がる可能性があるというランダム化比較試験の結果を海外の
アレルギー専門誌に報告する機会を得ました [1]．

JCOPY 498-14812

そして，2015年に英国からピーナッツアレルギーの発症予防に関する大規模ランダム化比較試験 LEAP スタディの結果が発表され，その熱気冷めやらぬ時期である 2016年の初頭にやはり食物アレルギーの予防に関する大規模な研究結果が New England Journal of Medicine に EAT スタディとして公開されました[2,3].

「新しい時代が訪れようとしている」と，アレルギー専門医が考えるようになった時期でした．そのことを世の中の方とも共有していただきたくて，EAT スタディを翻訳し 2016年3月に無料ブログで紹介しました（2017年5月に WORD PRESS へブログサーバーを移行）．それから，自分自身の勉強したことをブログで共有するようになっていったのです．

私は，その時点で SNS にあたるサービスは何も利用していません．Twitter どころか，Facebook も LINE すらも．そして，2016年9月におそるおそる Twitter をはじめ，ブログ情報を紹介し始めました．基本的に名前は公開していなかったのですが，バズフィードメディカルジャパンの岩永さんから連絡を受け，2018年4月に「離乳食を早期開始すると食物アレルギーの発症を予防するかもしれない」という，LEAP スタディをはじめとした研究結果をご紹介する機会を得て，はじめて名前を公開することになりました[4]．そして，さまざまなサイトで医療情報を発信することになっていったのです．

 ## どのように情報発信を行っているか

いつのまにか，さまざまな媒体で情報発信をすることになりましたが，共通しているのは「出典を明示し大事にすること」と「その記事を受け取る読者層と気持ちを意識する」ことです．

ひとつめの「出典を明示し大事にすること」は，2018年のバズフィードの記事から意識しています．一般向けの医療関連記事に出典を明示しているものは，2018年当時はまだまだ少なかったと記憶しています．最近はとても増えましたよね．よい傾向だと思いますし，出典がない記事が淘汰されることを期待しています．

ふたつめは「その記事を受け取る読者層を意識する」ことです．

私は，医学専門誌に年間 10 ～ 20本程度の原稿を寄稿しています．その記事を読む方は専門の方々ですので，医療者の作法にしたがった従来どおりの書き方で，医師に伝わるような記事を発表しています．

右端縦書き：一般の方も，医療者も，同じ情報を読むことで同じ方向を向けるように

しかし，一般向けの記事では，それでは読んではいただけないでしょう．専門用語を多用すると専門外の方は読みにくいのです．私が，法律用語だらけの法律関係の論文が読めないのと同様です．そこで，表現を読みやすく噛み砕いていく必要があります．

しかし，いかに読みやすいかを意識するなかでも気をつけないといけないのは，「科学的な情報を端折りすぎない」ということです．専門以外の方々も，より科学的に内容を理解したい，根拠のある事実を得たいという気持ちは，専門家と同じように持っているはずだからです．そこで，読みやすいけれども科学的という2つの相反する内容のバランスを考えながら，専門医も，専門外の医療者も，そしてその記事を読む最も大多数を占める読者の方々が納得できるような記事を目標にしています．

そしてweb記事に関しては文字数も意識しています．web記事は長すぎると最後まで読んでいただけないようなのです．盛り込みすぎて収まらないときも多いのですが，3000文字程度を1つの目安にしています．一方，一般向けの書籍では文字数に関してのリミッターを外し，徹底的に掘り下げることが多くなります．これも，「その記事を受け取る読者層を意識する」ということですね．読み手を意識しながら，読みやすいけれども科学的というバランスを考えながら情報発信しているということです．

使用している情報発信ツールの活用方法

ブログ

今も，ブログが母艦であることにはかわりがありません．これは，大きな目標である倉原優先生のブログ「呼吸器内科医」[5]が影響しています．

呼吸器内科医（そして呼吸器内科医でない私も）で，その倉原先生のブログを知らない方はいないでしょう．そのブログの存在により，ある分野の医療レベルの底上げにつながり，医療への貢献ができるのです．

そして，ブログがあるからこそ，自分自身の日々の勉強に継続力が生まれ，「自分自身だけでなく，他の人に文章で伝える訓練」にもなっています．これは私に限らず，多くの医療者が日々行っている医療の一端でもありますが，こういう「こつこつ続ける活動」は，医療に対する信頼を積み重ねるためにも重要だと考えています．医療者以外の方々が，「医療者が毎日勉強してい

JCOPY 498-14812

る」という日常をのぞくことが，医療は泥臭いものであること，その共通認識から信頼へとつながってくるであろうからです．

　毎日だった更新頻度は，現在は 2 日に 1 回程度に落ちましたが，これは発表する媒体が増えたということも影響しています．

Yahoo！個人

　「Yahoo! 個人」は，2019 年 7 月にはじめました．これは，Yahoo! という巨大メディアのお力をお借りして世の中のトレンドに即応性を高めながら記事を発表できるという大きなメリットがあります．例えば，「イソジンうがい」の話題が報道されイソジンが各所で売り切れになるという社会現象があったときに速やかに科学的な根拠に基づいた記事を発表しました[6]．

　今でこそ，イソジンうがいによる新型コロナの抑制効果に関しては否定的な考えの方が多いと思いますが，混乱に対応する一助になったと思っています．そして Yahoo! 個人には，忽那賢志先生をはじめ，信頼できる医療情報の発信者が多数いらっしゃいます．Yahoo! 個人は，コロナ禍の混乱を小さくすることに貢献していると思っています．

各種医療情報サイト

　現在，Yahoo! 個人以外にも，メディカルノート，バズフィードジャパンメディカル，メディカルトリビューン，メドピアといった医療情報サイトでも寄稿しています．これらは編集の方が医療専門であることが多く，校正がしっかりしているという安心感があります．週刊誌やテレビは（あくまで一部なのでしょうけれども），知念実希人先生がときどき Twitter でつぶやかれていますが，情報の切り取りや改ざんがあるのではという心配を持っています．

SNS 医療のカタチ

　「SNS 医療のカタチ」は，当初はリアルな会場で一般向けの講演をするという活動でしたが，コロナ禍のために YouTube 動画配信が中心となった，大塚篤司先生，山本健人先生，市原真先生と続けている活動です．ひとりの医療者でカバーできる範囲は狭いため，幅広い先生方とのネットワークを広げるためにも重要な方法です．

Twitter

Twitter は，これらの活動を結ぶハブとなるプラットフォームと位置づけています．

一方で，Twitter により「大きな拡散を目標にしない」ということも意識しています．拡散を目指すと自然と過激な発言になり炎上につながります．炎上で増えたフォロワー数は，次の炎上を呼ぶ火種になってしまうのではないでしょうか．こつこつとゆるやかに広げる活動こそ，最終的に強固な種を生成し，今後につながっていくのではないかと考えています．

NewsPicks

NewsPicks はコロナ禍が始まった時期の 2020 年 4 月に開始し，プロピッカーとして活動しています．NewsPicks はどちらかというと経済が中心のテーマの web サービスですが，すでに医学情報を積極的に発信されている山田悠史先生，稲葉可奈子先生，原田洸先生らがいらっしゃいました．コロナ禍は，ある意味，医療と経済の専門家が摩擦を起こしたのではないかと考えています．そこで，彼らが専門とされていない小児をテーマにした医療情報に関して，情報発信できるように心がけています．

この先生方は，新型コロナワクチンの情報を発信する「コロワくんサポーターズ」[7] という活動につながり，書籍の発刊へと発展し，その活動へ私も参加することになりました．

書籍

書籍といえば，アレルギーに関する書籍を，2020 年 4 月，2021 年 3 月に公開しました．Amazon でアレルギーやアトピー性皮膚炎で調べると，医学的根拠に基づかない本が少なからず出てきてしまう現状です．この状況に対し，少しでも改善できるよう，活動しています．この記事を書きながら，3冊目の本を用意しています．

Instagram・アメブロ・Voicy

Instagram やアメブロ，そして Voicy は，「よりライトに」情報にアプローチする方々に，どのように情報を広げていくかを考えながら行っています．ライトに情報を届けるにしても，他の媒体で出典に基づく情報を発信してい

JCOPY 498-14812

るからこそ，できる手法だと考えています．

 ## 医療広告ガイドラインへの対応 / 炎上への対策

　Twitter は，拡散しやすい構造上，炎上にも親和性が高い SNS といえます．
　炎上への対策は難しいですが，前述したように過激な文章にならないように，大きな拡散を目標にしないように，そして出典を明示し続けるということが結局は大事なのではないでしょうか．

　また，自分自身の日常をつぶやくこともいいかもしれません．フォロワーが多い（インフルエンサー，と言い換えてもいいかもしれませんが）ひとへは，何を放言してもよいと思いこむ方が稀にいらっしゃるようです．

　しかし，SNS も世の中の縮図にほかなりません．道端で知らない人にいきなり罵声を浴びせるひとはまずいないでしょうし，そのような方は無視して構わないと思います．ですので SNS でも，無遠慮な話し方をされる方の相手はしなくてもいいだろうと思っています．

　私は，Twitter で議論をすることはほとんどありません．また，基本的に医療関連の質問にもお答えをしないことにしていて，プロフィールにも記載しています．それでも質問をされる方は，そっとミュートすることもありますが，きわめて稀です．でも，ごく少数の方のミュートだけで，ほとんどそんな方はいらっしゃらなくなりました．世の中の 99.99％は常識的な方なのだということです．

 ## 情報発信をするうえで気をつけていること

　ある情報を持っていると，自分自身が正しいと思い込みやすいものです．
　私はアレルギーを専門にしているので，比較的アレルギーの最新情報は収集する方法を知っていますし，これまでの歴史もよく承知しています．しかし，それ以外の医療情報への知識は濃淡があります．ほとんど知らない領域だってたくさんあるのです．ましてや，医療以外の法律であったり，経済であったりの知識は素人同然です．専門の知識を持っていると，「他の人も知っていて当然」だと思い込み，「相手が知らないことを認知しにくくなる」という傾向が出がちなのです．これは，私自身にも言えることです．

　そして，相手の行動変容が起こると，過度に期待しないことです．

一般の方も，医療者も，同じ情報を読むことで同じ方向を向けるように

行動変容が起こる方は，すべてではありませんし，このためには，繰り返しの情報発信が必要です．

「プロチャスカの行動変容ステージモデル」という，行動変容への段階を検討したモデルでは，「聞いたことがある」から「継続して実行できる」まで，何段階ものステージを経て行動変容が起こってくることが示されています[8]．

世の中が変わってくるのは，情報発信をコンスタントに続けていった先に，少しずつ起こってくるものだという意識を忘れないようにしています．

 ## 情報収集の方法

自分の専門領域に関しては，海外の医学雑誌を中心に定期的にチェックしています．これは，私にとっては週刊マンガ雑誌を読むようなもので，気になった論文をざっと見ていく感じです．

そして，年間 10 〜 20 本の医療関連の記事を作成するにあたり，そのテーマの情報を検索し，集積し，情報があふれるくらいまでになってから一気に書き上げることにしています．アレルギー分野は多臓器にわたる学問であり範囲も広くアップデートも早いのですが，予想外の範囲からテーマをいただくことがあります．毎回苦しみながら原稿の作成作業をするうちに，その分野の知識が整理されて頭に残るようです．

最近は Twitter で気づきをいただくことも増えました．また，普段仕事をしていると，毎日のように疑問点や知らなかったことがあぶり出されることがあります．その日に，そのテーマに関して論文検索をし，Notion というweb アプリ[9]でまとめておくことにしています．Notion にまとめた論文を眺めながら，Yahoo! 個人の記事を書けるときに発表したりしています．

 ## おわりに

2016 年当時，医療情報に関して定期的な発信をしている方はそれほど多くはありませんでした．そして徐々に医療関連のブログが増えていましたが，根拠に基づかない情報も多くあり，キュレーションメディア WELQ 事件に繋がりました[10]．

そして 2017 年 12 月に Google により行われた検索アルゴリズムの大きな変化「医療アップデート」により，個人ブログが検索順位の上位に上がらな

JCOPY 498-14812

くなって以降，個人ブログの多くが姿を消しました．現在は，YouTube や Twitter での情報発信が増えているようです．一方で YouTube による医療情報は根拠のない不安視されるものが極めて多くなっており，Twitter も決してきちんとした情報ばかりではありません．おそらく，それらに対してもメスがはいってくるでしょう．

　結局，これからの医療情報発信に重要な視点は，「出典を明示した科学的な情報」を，「読者・視聴者に合わせた噛み砕き方」で発信をし，そして派手さを求めずこつこつと信頼を積み上げていくということになるのではないかと考えています．

一般の方も，医療者も，同じ情報を読むことで同じ方向を向けるように

◆ 参考文献 ◆

1) Horimukai K, Morita K, Narita M, et al. Application of moisturizer to neonates prevents development of atopic dermatitis. J Allergy Clin Immunol. 2014; 134: 824-30. e6.
2) Du Toit G, Roberts G, Sayre PH et al. Randomized trial of peanut consumption in infants at risk for peanut allergy. N Engl J Med. 2015; 372: 803-13.
3) Perkin MR, Logan K, Tseng A, et al. Randomized trial of introduction of allergenic foods in breast-fed infants. N Engl J Med. 2016; 374: 1733-43.
4) 堀向健太．離乳食は，早く始める？　遅らせる？ https://www.buzzfeed.com/jp/kentahorimukai/rinyuushoku-itsuhajimeruka
5) 倉原優．呼吸器内科医 https://pulmonary.exblog.jp/
6) 堀向健太．『ポビドンヨードによるうがいは新型コロナを改善させる』は本当か？医師が解説　https://news.yahoo.co.jp/byline/horimukaikenta/20200804-00191721/
7) コロワくんサポーターズ　https://corowakun-supporters.studio.site/
8) Prochaska JO, Velicer WF. The transtheoretical model of health behavior change. Am J Health Promot. 1997; 12: 38-48.
9) Notion　https://www.notion.so/
10) キュレーションメディアの課題を噴出した Welq 事件 https://wedge.ismedia.jp/articles/-/8435

Twitter @ped_allergy
アメブロ https://ameblo.jp/pediatric-allergy/
Yahoo https://news.yahoo.co.jp/byline/horimukaikenta
Newspics https://newspicks.com/user/5351485/
Instagram https://www.instagram.com/homuhomu_allergist/
Voicy https://voicy.jp/channel/2107
Note https://note.com/ped_allergy

PERSON
O7

「医師の常識」にとらわれるな！
医師には広く社会を健康にする使命がある

加藤浩晃

デジタルハリウッド大学大学院　特任教授
アイリス株式会社　共同創業者・取締役副社長 CSO
東京医科歯科大学　臨床准教授
千葉大学　客員准教授

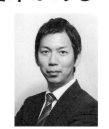

医師，経営学修士（MBA／一橋大学）．専門は遠隔医療，AI などデジタ
ルヘルス，競争戦略，イノベーション．眼科専門医として 1500 件以上
の手術を執刀，手術器具や遠隔医療サービスを開発．2016 年厚生労働
省に入省し，法律制定や医療ベンチャー政策立案に従事．退職後，オ
ンライン診療や治療用アプリなど数多くの事業開発を行いながら AI 医
療機器開発のアイリスを共同創業し取締役副社長 CSO．厚生労働省医
療ベンチャー支援／経済産業省 Healthcare Innovation Hub アドバイザー，
大学の非常勤教員，上場企業の社外取締役，学会や行政の委員などを
兼任．「医療現場」「医療制度」「ビジネス」の 3 領域を横断的に理解し，
ヘルステック領域の事業開発や支援を行っている．著書『医療 4.0』（日
経 BP，2018 年）など．

((𝐀)) 主な情報発信の手段：**Twitter** **Faceboook** **YouTube** 👥 … ▲ P.64 へ

🌐 情報発信をするようになったきっかけ

　　まず，情報発信について大事なことを先に言っていくと，情報発信という
のは「手段」だと思っています．自分は「情報発信をしよう」と思ってし始
めたわけではなくて，息をするように，気づいたら情報発信をしてました．
本稿では情報発信に関して，特に「知見」の発信に関して書いていこうと思
います．

　　自分が知見の発信をしている理由としては本当にただ 1 つです．それは時

間が有限であるため，人間誰しもが 1 日に 24 時間しかないんです．そして，100 歳？ 120 歳？ くらいが寿命なのかなと思っています．世の中でやりたいことも無限にあるし，ここをこうやってよくしたほうがいいと思うことも無限にある．けど，人間 1 人当たり 1 日の時間は 24 時間しかないんです．寝る時間を減らせば活動時間が増える！ 8 時間睡眠の人は活動時間は 16 時間なので，自分は 4 時間睡眠にすれば 20 時間活動できて，普通の人の 1.25 倍いろいろやれる！ と思って高校生くらいから 30 代前半くらいまでは 4 時間睡眠くらいで生活をしていました．全くもって 4 時間睡眠は推奨されないのですが，やりたいこと・興味あることがたくさんありすぎるんで仕方がなかった．ということで，自分は寝ている時間がもったいないくらいの感覚で時間に向き合っていました．

　話を戻そうとしたのですが，もうちょっと続けると，今はぜんぜん逆で，逆というか違う価値観で，「時間」に対して向き合っていて，「制限時間」と「自由時間」みたいな考え方を持っています．スケジュールがつめつめで生きていたり，自分がやりたいと思うことでなく，他人から決められた人生のような感じで生きている時間は「制限時間」です．一方，そういう「他人から決められた時間」でない自分に主導権がある時間は「自由時間」です．人生の豊かさや発想の柔軟さ，チャレンジへの弾力性に関しては，この「自由時間をいかにつくるか」ということに関わっているのではないかと思っています．自分の人生，自分が主導して生きるべきであって，誰も責任を取ってくれません．自分の人生を決めることができるのは自分だけなので，その「目的」を考えるためにも「時間」はとても大切です．ということで「時間」の話に戻してきました．そして，もう一度，「情報発信をするようになったきっかけ」を違う角度から話していくと，それは「車輪の再発明を行わせないように」だと思います．

　自分は「車輪の再発明」がとても嫌いです．車輪の再発明というのは言うまでもないですが Wikipedia から引用すると「広く受け入れられ確立されている技術や解決法を（知らずに，または意図的に無視して）再び一から作ること」です．そうなんです．誰かが通った道をもう一度時間をかけて考えて進んでいくということです．世界中の，そして今生きている人だけでなく，過去に生きていた先人の知恵も含めて，今この世に「知見」があるにもかかわらず，それを知らずして自分で無から作り出すのって時間のムダだと思いませんか？ 自分は本当にそういうのが嫌いです．

また話が脱線しますが，自分は「好きこそものの上手なれ」だと思っています．けど，YouTubeで「好きなことをして生きていく」とかいわれるように「好きなこと」にフォーカスされがちですが，好きなことを探すのってとても難しくないですか？　自分は厚生労働省に出向するまで10年，眼科医として手術や外来に明け暮れる毎日をとても楽しく過ごしていて眼科が大好きでしたが，振り返ると最初入局するときに「眼科が俺は好きだ」と確信をもって入局はできていませんでした．確信できたのは「眼科は嫌いではない」もしくは「やり続けても嫌な気持ちにはならない」ということだけで，「なんとなくいいと思う」くらいの感じで入局していました．そして眼科医としてやり出すうちに，眼の造形美や手術の美しさに魅かれて，眼科医であるということを誇りに思いながら眼科の臨床が大好きといえるようになりました．

　話を戻すと，「好きなこと」を考えるときに「嫌いなこと」を考えるのがいいと思います．「嫌い」ってとても強い感情なんですよね．これは絶対に嫌だという．それが原動力になったり，「嫌いなこと」を書き出すことで「好きなこと」がわかったりします．

　最初の質問から脱線＆長くなりすぎと言われる可能性が大なのですが，自分は「車輪の再発明が起きていることがものすごくイヤ」なんです．同じことに時間をつかうのは時間のムダ．自分が通った道や知っている道は他人にもすんなり通ってほしい．なので，自分が学んだ知見，経験してきた知見を伝えることで，車輪の再発明が起きなかったり，もしくは学習の時間が短くなったりするということがとてもうれしいんです！　まったくもって偽善で言っているわけではなく，完全なる自己満足です．自分の知っていることを教えまくりたいと思っています．

　そうですね，もう1つ自分の根底を流れているのは，1つの課題解決をするのに時間がかかるということです．先ほど「無限にやりたいことがある」って言ったのですが，おそらく現実的に自分が全部やることはできません．自分の経験から話をすると，2017年にアイリス株式会社というAI医療機器の会社を共同創業して，「のどの写真」から疾患の診断をするAI医療機器を開発したのですが，1つの医療機器を創って臨床現場で使われるようにするのにやはり5年程度かかります．今自分は40歳なので，70歳くらいまでの30年だと6つくらいしか創ることができません．何十回か転生したらできるのかもしれないのですが，そういう話ではないので考えていくと，合理的な自分の判断としては，自分がやろうと思うことで自分が時間の有限性のため

JCOPY 498-14812

に今できないことをやりたい人がいたら，ぜひその人にやってもらうのが一番いいと思っています．何回も言いますが，だって自分が今ある課題の解決を全部やれないからです．やってくれる人にやってもらうのがいいです．で，そのときに自分の考えが役立てばいいじゃないですか！

　ここまで話をしてきてわかってきた人も多いかもですが，そうなんです，自己満足でやっているのかもしれません．しかし，自己満足なので，永久機関のように，ずっと自己発電で情報発信を続けられるんです．これだけ人がいたら，自分と同じようなことを考えたり経験しようとしたり道にすすもうと思う人は1人くらいいそうじゃないですか．その自分と同じような道に進もうと思っているあなたのために文章やその他で，情報発信をしています．車輪の再発明が嫌い．時間が有限なので，世界中の誰かが悩んだり考えたことをまた考えているのはやめたほうがいい．今まで進んだところから始めたほうがいいと思っているからです．

 ## どのように情報発信を行っているか

　「どのように」と言われて，Twitter，Facebook……など手段に関しては最初のプロフィールにも記載しているので見てもらえればわかると思うため，ここではぜんぜん違うことを書きます．

　まず1つめはイメージの共有なのですが，読まれている方でサウナ好きの方いますか？　自分はサウナが好きでハマっていて，2020年には埼玉県の横瀬町というところで，通称「ミノペン」というペンションとその横にサウナ・水風呂を共同で作りました．こだわりを詰め込んだ施設で……とまた脱線していましたが，自分の情報発信のイメージはこのサウナの「汗」です．サウナ中に身体からしみ出る汗が自分で言う情報発信の内容であってタイミングです（サウナでは自分は多湿の100℃くらいのサウナが好きです）．そうなんです，もっと簡潔に言うと汗が流れるように自分の内側からにじみ出るとき，「機が熟した」ときに発信をしています．

　たぶんこの考えってこの本でも少数派（？）ではないでしょうか．例えば情報発信の攻略法だとしたら，Twitterとかは1日20ツイートくらいしたほうがアルゴリズム的に上位表示されたり，URLを含む投稿は表示回数が減るので最初URLがない投稿（写真のみ）を投稿して，そのリプ欄でURL掲載の投稿をする．一方，FacebookはURLがあるかどうかの投稿で表示がか

わらないとされているので，1つの投稿内で完結させる，などツールそれぞれに対する「最適化した攻略行動」はあるのですが，なんかそれって一番最初の「情報発信」の問いに戻ると，「なぜ情報発信をしているのか」が考えられているのかなと思ってしまいます．SNSのアルゴリズムに最適化された発信をしたり，そのときどきで話題となっている内容を投稿したり，有名人と絡んだりすると投稿がバズったりはすると思うのですが，それがあなたのやりたい情報発信ですか？　といった感じです（もちろん「自分のフォロワー数を増やしたい！」ということが目的の人はそれでいいと思います）．

そう考えているので，自分の情報発信としてはサウナの汗のように，自分のなかで機が熟したときに出てくる情報を，社会にぶつけています．なぜ「ぶつける」なのかというと，ぶつけることで化学反応が起きることを期待しているんだと思います．もっと平たく言うと，思い付いたときに思い付いたものを共有することで，その発信を通じて議論ができたらうれしいのだと思います．

情報発信をするうえで気をつけていること

情報発信で気をつけていることという質問だと「正しい情報を発信すること」とよく書かれると思うのですが，自分はちょっと違った視点でコメントしたいと思います．

まず「正しい」ってなんでしょうか？　それって「常識」ということでしょうか？

「正しい」とよく混同されるものとして「好き嫌い」があります．ここでは「正しい」を「正解不正解」と「好き嫌い」と表現したいと思います．

自分は福井県福井市出身なのですが，「福井県の県庁所在地は福井市である」というのは「正しい」情報です．これは「正解不正解」があるものだからです．同じように「加藤浩晃の出身高校は福井県立藤島高校である」というのも正しい情報で「正解不正解」の問いです．では，「夏の暑い日に蕎麦屋さんで食べるのは，ざるそばかおろしそばか」という問いはどうでしょうか．これは典型的な「好き嫌い」の問いで，どちらも「正解不正解」ではありません．ざるそばが好きな人もいれば，おろしそばが好きな人もいる．ここでどちらかを決めようとすると千年戦争（注：黄金聖闘士同士がぶつかりあった際，双方のあまりの強力さ故に長時間の膠着状態になること）になってし

JCOPY 498-14812

まいます．「好き嫌い」に関しては，「好き嫌いの問いだな」と意識的になる必要があります．

次に「常識」ですが，これはどうでしょうか？　「地球の周りを天体が回る」といった「天動説」は今は非常識で，地球が回っているという「地動説」が正しいですが，ガリレオの時代は「天動説」が常識でした．ここからわかるように「常識」だからといって「正しい」とは限りません．「常識」というのは「多くの人の意見，社会で当たり前と思われていること」くらいな感じです．

話を戻すと，情報発信で気をつけていることは，「正解不正解」は正解不正解を伝える，そして「好き嫌い」に関しては，自分は〇〇が好きといったように，好き嫌いの議論であることを明示的にするほうが親切であると考えています．また，常識だから正しいというわけでないこと，今の時点でわかっていることはこれだということ，自分の発言に真摯に向き合うことが大切であると考えています．

そして2つめにまたまたマインドの話なのですが，「批判されるということは情報が遠くまで届いていること」だということを知ってもらいたいです．情報発信をしていくと必ず批判されます．必ずです．批判されないときは理由は2つで，① 友達内だけしか届いていなくてそんなに広く発信されていないとき，② 誰にも刺さらない普通のことを言っているときです．何度も言いますが，発信をすると必ず批判されます．自分の話をすると，自分は医学部の学生のときから大学受験予備校講師をしていて，センター数学の本などを出版していました．予備校で大教室がいっぱいになったり，夏期講習会とかで講座が締め切りになるようなカリスマな大学受験予備校講師をしていました．そして，医師になってからも教えるのは好きで，夏休みや冬休みなどの年間10日をフルに活用して，医師国家試験予備校の講師をしていました．国家試験の直前になるとする医師国家試験の予想でもけっこうな数の的中を国家試験本番でしていました．19歳から予備校講師などを20年以上していますが，この間，大学受験の掲示板であるミルクカフェや2chで自分は叩かれまくったため，振り返ると20歳代の最初のときには，批判されたことにショックで寝込んでいたりしました．頑張ったのに……って落ち込んでいたりしました．これが，今は批判を受けても，「情報がどれだけ届いているのかの尺度」くらいにしか感じなくなってしまったのは，批判を受けまくって傷ができて，またそのかさぶたを剥がされて，新しいかさぶたができて，また剥が

されて……としているうちに皮膚が強く（?）なり，批判をほぼ感じなくなったのだと思います．神経がマヒしたのかもしれません．

　もうちょっとこの話を続けると，「批判」されるときには「本当に内容が悪い」だけでなく「嫉妬」もあったりします．またこういうことを書くと批判されたりするのですが，本当は現状に不満があったり多くの人が何かやりたいと思っています．ただ，やりたいと思う人はいても，うまくいかなかったらどうしようとか批判されたらどうしようとかで動けないんです．そういうなかで「動く」というだけで嫉妬の対象になります．

　またちょっと脱線しますが「うまくいかなかったらどうしよう」に関しては，うまくいかなくても関係ないです．おそらくは最初はうまくいかないでしょう．誰もがそうです．うまくいかなくて，「恥ずかしい」とか思っても，実は誰も見ていません．見ていたとして Max でも家族と恋人といつもつるんでいる友達くらいです．まっ，身内だけですね．SNS でもフォロワー0人だったりすると，自分がつぶやいてダメであっても誰も見ていません．

　あと周りに新しいことをしようと言うと，多くは止められます．「そんなとしないほうがいいよ」と．また「今やっていることがうまくいっているんだから，今のままやり続けたほうがいいよ」などとも言われたりするのですが，そのようなコメントを守る必要はありません．あなたが大切にすべきは未来ですし，あなたがその未来に向かって進む道です．過去の自分を良かったという人はありがたいのですが決して自分への応援者ではありません．応援してくれる人というのは自分の未来に対して応援してくれる人です．新しいことをしようと話すと，「頑張れ，応援しているよ」と言ってくれる人です．

情報収集の方法

　ここは何か特別なことを書いてほしいのかもしれないのですが，情報収集はいたって普通です．厚生労働省にいたから昔のよしみで秘密の情報を入手できていたり，CIA から特殊な情報を入手できていたりしません．ごく普通にインターネットで入手できる情報を入手しています．ただ，特徴的な話を少しだけしていくと，1つめは行政の情報はニュースリソースをたどって探しにいきます．いわゆる1次情報というやつで，行政の会議の報告書としてまとまっているものだけでなく，その毎回の会議の資料や議事録も読みま

JCOPY 498-14812

す．けど普通にインターネットで読めるやつです．2つめは調べるときはとことん調べます．東京に来てうれしかったのは，国会図書館が近くにあるので，本当に調べたいときはここまで調べに来れます．ただ，今はインターネットで国会図書館の蔵書も調べられるので，実際に行くのは年に1〜2回くらいです（コロナ禍になってからは1回も行っていません）．3つめとして，幅広い媒体に接するということをしています．医療系の雑誌や記事はいうまでもなく，新聞も日経新聞本誌だけでなく日経産業新聞，日経流通新聞（日経MJ），そして趣味が高じて，毎日官報も購読しています．あとYouTubeはたくさんチャンネル登録しているところを2倍速以上で見て巡回しますし，Voicyもジムで走っているときとか欠かさず聞いています．本も1日1冊くらいで年に300冊は読みますし，東洋経済や週刊ダイヤモンド，Forbesなど普通の雑誌も読みます．あと，「ヘルスケアビジネス研究会」というオンラインサロンを2017年から自分が運営していてメンバーも200名以上となっていてその交流からも情報収集をしますし，自分の運営の他にも現在数えると10のオンラインサロンに入会しているのでそこから情報収集します．また有料のメルマガも6つ購読しているし，2019年からは趣味が高じて，ファイナンスを専門的に学びたくなって，一橋大学大学院のファイナンス専門のMBAに通って，経営やファイナンスの専門の勉強をしました（中間・期末テストと卒業論文がめちゃくちゃ大変だった！）．といった感じで常に情報を摂取していると思います．

　このなかでも自分が意識しているのは，「有益な情報を優先して摂取する」ということです．とはいってもそれってどうやるか決定的ではないのですが，自分の方法としては3つ．1つは「この人」と決めて，その人の発する情報をすべて受けるくらいで受ける方法，そして2つめは価値が高いと思われる情報を優先して受けるという方法です．価値が高い情報というのは一見してわからないのですが，「有料でかつ値段が高い情報」と割り切って情報収集します．50万円の本も昔は買えなかったのですが，今はむしろ予約とかして前のめりに買います．想像されるように，「高いから必ず価値ある情報とは限らない」のですが，就活のときに学歴で書類選考する感じだと思ってもらえるといいと思います．普通に探すよりもいい情報がある可能性が高いというくらいのイメージです．最後3つめは，情報感度の高いコミュニティに所属するということです．時代遅れというのは個人単位で遅れるのではなくコミュニティごと遅れます．社会が変わっているのにある医局は5年くらい前

と全く変わらないなどというのはその典型例です．

　つまるところ，良質の情報を大量に摂取していくのが自分の情報収集スタイルです．言うまでもなく「情報収集」が目的になってはいけません．情報収集はあくまでも「手段」であって，何をするために情報収集するのかをしっかり考えながら情報収集をしてほしいと思っています．

 ## おわりに

　とここまで，口語調で自分の話をふんだんにいれながら，時には脱線して話をしてきましたが，読んでみてどうでしたか？「加藤浩晃ってこんな人かな」って思ったりしながら読んでもらえたのではないでしょうか．

　というと，これが自分の「作戦通り」なんです．自分が思う情報発信って，単に「情報」だけを伝えても意味ないと思っています．「情報」という素材はソースが有限であるので情報だけを伝えようとすると多くのメディアで同じ話になっちゃうと思っています．そこで，「誰が伝えるか」という個人の色が大切です．

　おそらく自分の今回の文章は全く性にあわないという人も多いと思います（ちなみに「加藤浩晃」でググってもらうとわかるのですが，通常はめちゃくちゃお堅い感じで連載を書いていたり行政の調査資料のレポートに登場していたりします）．

　ただ，「全く性にあわない」という人が存在することが大切で，誰かに好かれるためには嫌われる人を決めないといけません．「万人に好かれよう」なんてムシが良すぎる話で，誰かに「刺さる」ように情報を届けようとすると，角が丸いままでは刺さりません．角を研いで研いでツンツンにして刺さないといけないんです．

　情報発信は今この瞬間から始められる手段です．目的はいろいろあるにせよ，多くの人に感謝されたりつながることができます．ぜひ一歩目としてこの自分の文章が役に立ったと思ったらその学びを「情報発信」してもらえればと思っています．

Twitter https://twitter.com/HiroakiKato
Faceboook https://www.facebook.com/hiroaki.kato.161009

JCOPY 498-14812

YouTube https://www.youtube.com/channel/UCK3AJBi4WTqc2yFICN-yrSw

HP https://hiroakikato.hatenablog.jp/

メルマガ https://t.co/bg9eI8PvTz?amp＝1

Voicy https://voicy.jp/channel/1603/all

Note https://note.com/hiroakikato

オンラインサロン https://lounge.dmm.com/detail/504/

連載記事

　Web：『Medical DX』インタビュー「加藤浩晃先生に聞くデジタルヘルスの現在地」
　　　　　https://medicaldx-jp.com/diagnosis/136

　雑誌：『事業構想』「ヘルスケアビジネスの新戦略」https://www.projectdesign.jp/202104/

　雑誌：『クリニックばんぶう』「デジタルヘルスの今と可能性」
　　　　　http://www.jmp.co.jp/bamboo/

「医師の常識」にとらわれるな！医師には広く社会を健康にする使命がある

「SNS 医療のカタチ」の軌跡を振り返る

山本健人
田附興風会医学研究所 北野病院 消化器外科

「SNS 医療のカタチ」という言葉を見ると，我ながら「奇妙な名称だな」と思います．語呂はよくありませんし，「SNS」と「医療」のつながりもわかりにくい．

それでも，この名称は情報発信を行う医師グループとして，テレビや新聞などのメディアで何度も紹介されたり，講演に招かれたりするうち，ずいぶん知名度が高まってきたと感じます．

「SNS 医療のカタチ」とは，「SNS が作る新たな医療のカタチ」の略称です．2018 年 12 月に，私，山本と皮膚科医の大塚篤司，小児科医の堀向健太の 3 人が，大阪の小さな会議室で開いた市民公開講座のタイトルが「SNS が作る新たな医療のカタチ」だったのです．

私たちは，もともと親交があったわけではありません．それぞれが独自にブログやウェブサイトでの連載，SNS で情報発信をしていて，偶然 Twitter 上で意気投合し，イベントを開こうという話になったのです．

ほとんど「見切り発進」で始めた企画でしたが，驚くべきことに，当日会場には立ち見が出るほどの聴衆が詰めかけました．私たちはこの時，医療に関心を持つ人の多さに驚かされるとともに，情報発信の「仕組み」を作ることの重要性に気づかされました．

その後，東京，札幌，京都とさまざまに場所を移し，ボランティアイベントを定期的に続けました．ありがたいことに，聴衆の人数は回を重ねるごとに右肩上がりでした．

第 3 回の札幌から，病理医の市原真がメンバーに加わりました．市原は，学会関連の広報，多様な媒体での連載に書籍出版と経験豊富で，イベントの集客にも長けていました．

このまま全国を行脚し，発信の輪を広げていこうと思っていた矢先，予想もし

JCOPY 498-14812

ない事態に襲われました．新型コロナウイルス感染症の流行です．聴衆が集まるイベントの開催が困難になってしまったのです．

　どうすべきか，私たちは頭を悩ませましたが，すぐに方針を切り替えました．YouTube を用いてウェブ講座を行えば，むしろ全国から多くの方が参加できるのではないか．これは，結果的には「怪我の功名」でした．

　私たちは 2020 年 3 月に公式 YouTube チャンネルを作り，「SNS 医療のカタチ ONLINE」と名づけ，ウェブで市民公開講座を始めました．およそ月に 2 回，各領域の専門家をゲストとして呼び，講演をしてもらう形式のイベントです．

　2020 年 3 月までに 26 回行ってきましたが，毎回リアルタイムで 500 人前後が視聴し，のちにアーカイブで平均 5000 ～ 1 万回ほど視聴される，重要なコンテンツとなりました．

　また，2020 年 8 月には，テレビ番組の制作スタッフの協力を得て，「SNS 医療のカタチ TV」と題したインターネット番組を作りました．各業界の著名人をゲストにお呼びし，丸 1 日，医療のさまざまなテーマについて語り合う番組です．こちらも大変好評で，多くの方に視聴していただきました．

　改めて振り返るに，個人で情報発信していた頃と比べると，志を同じくする人たちが集まって活動したことで，声の届く範囲はかなり広がったと感じます．その大きな要因には，やはり多くの方々からの協力があります．テレビ局，新聞社，ウェブメディア，作家，漫画家，写真家，タレントなど，それはもう，ありとあらゆる領域の方々が一緒に活動してくださるようになったのです．

　今後さらにこの発信の仕組みを広げ，信頼できる情報の発信源となるべく努力を続けたいと思っています．

大学人として発信する救急医

志賀　隆

国際医療福祉大学救急医学　教授

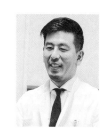

学生時代より総合診療・救急を志し，東京医療センターにて初期研修後，在沖国海軍病院にて研修．浦添総合病院救命救急センターを経て米国メイヨー・クリニックでの救急研修終了．その後，ハーバード大学マサチューセッツ総合病院で指導医を務めながら医学教育のフェローシップを終了．ハーバード大学公衆衛生大学院修士．救急医療のスペシャリスト．東京ベイ・浦安市川医療センターでは救急の基盤をつくり，2017 年 7 月より，国際医療福祉大学医学部救急医学講座准教授に着任．2020 年 5 月から現職．後進の育成にも力を注ぐ．

((٠)) 主な情報発信の手段：**Twitter** **Faceboook** **Instagram** **MedicalNote**

 情報発信をするようになったきっかけ

　　情報発信のきっかけとなった Facebook を始めたのはメイヨークリニックにいたときでした．米国でよく使われている SNS であったため，友人たちとのつながりや情報交換のために使ったのがきっかけです．その後ボストンに移り，大学で学生に教えたり，研究をしたり，大学院生をしている際により多くのつながりが SNS 経由でできました．ただ，アメリカにいたころは Facebook での情報発信をあまり意識してはいませんでした．

　　2010 年ころから日本に帰ってきて東京ベイ・浦安市川医療センターを立ち上げるにあたりリクルートを医師のみならず看護師，事務職と行う必要がでたところで Facebook での情報発信を意識するようになりました．当時，スタッフ医師や専攻医のリクルート情報を主に発信していました．ただ，その頃もまだまだメディアとして Facebook をしっかり意識できたわけではありません．

　　2012 年日本に帰って学会に行った際に「Facebook をよくみています！」「楽

しそうですね！」といろいろとポジティブな反応をいただき、「あ、これは SNS 自体が現実という印象を人間はもつのだな！」と認識しました．

また，少しずつベテランの先生も Facebook に登録されるようになっていて，あまりカジュアルすぎる投稿があると友人経由で「志賀先生の投稿はカジュアルすぎるのでは？」という意見が届くこともありました．

 ## 使用している情報発信ツールの活用方法

Facebook

2014 年ころから Facebook は「自身の現実や自己像を友人にシェアするメディアである．」と確固として意識するようになりました．

そのなかで気をつけているのは以下の事項です．

1) 友人との楽しい写真を載せるときには内容を選び頻度を少なくする
 （同僚も友人もフォロワーも人間なので嫉妬心を持つため）
2) 困難のなか奮闘している場合も内容を選びつつ発信する
 （人間は誰かの成功の話だけでなく苦闘にも興味を持つ）
3) 仕事や NPO の活動など真面目な内容が 8 割程度になるようにする
 （長らく会わない人にとっては SNS の印象＝私の印象となるため）
4) 家族の投稿はほとんど 0 にする
 （フォロワーも含めて何千人にシェアされるため家族のプライバシー保護）
5) 食事やお酒の写真はほとんど載せない
 （それらはタイミングをずらして Instagram に載せています）

これらの事項に気をつけるのは Facebook は自分にとって SNS ではなく自己発信のメディアだからです．SNS はクローズドのため（実際は違いますが）に職場や同僚の愚痴をかなり具体的にいろいろと書きこんでしまう友人もいます．私からすると知り合いの知り合いは将来のリクルートであったり，コレボレーションの相手であるため，あまりに赤裸々な情報発信は「自己統制に欠く＞正直である」という印象になってしまわないか心配です．

やはり，

- 内容を選ぶ

（政治的に正しくない情報は常に避けたほうがいいです）
- 表現に注意する

（投稿のときの気持ちが良くも悪くも反映されるため）
- タイミングも選ぶ

（特に写真つきでリアルタイムでの投稿にはリスクが伴います）

など，メタ認知を持ちながら1回1回の投稿を行っていくことが望ましいのではないかと思います．またコメントのやりとりも身内だからといって怒りを撒き散らしたり，失礼を繰り返すのは避けたほうがいいでしょう．炎上を防ぐコツは Twitter と通じるところがあるので Twitter のところをご覧いただけましたら幸いです．

Twitter

Twitter を始めたのはハーバード公衆衛生大学院でヘルスコミュニケーションの授業を取っていたときです．「Do you use Twitter?」とアラサーの講師の先生が学生に問いかけました．その場で結構アカウントを作った学生が多かったと思います．その後，私もポツポツと Twitter を使いました．

ただやはり 2014 年頃に情報発信を本格的に行い始めた際に本腰をいれています．フォロワーが大事ではない，というのは確かにそうなのですが，フォロワーの数で判断されることも多いのが事実です．どうやったらフォロワーが増えるか？　ということがよく話にあがります．私は今 16,000 名弱にフォローしていただいておりますが，気をつけているの以下になります．

- フォロワーの人に意味のあるツイートを8割以上にする
- 朝と夜でつぶやく内容を変える
- 週末と平日でつぶやく内容を変える
- 批判はするが，必ず終わりは応援にする
- 根拠となるリンクなどを載せるように心がける

私は医学部の教授をしておりますので，情報発信をするにあたり通常のみなさんよりもさらに気をつけた科学的見地が必要だと思っています．また，炎上があった場合には職場にもご迷惑をかけることになってしまいます．そのため，根拠のある情報をつぶやくことを心がけています．また，つぶやい

JCOPY 498-14812

たあとに「やはりやめよう！」と1時間以内に消去することもあります．「つぶやく前に考える」「つぶやいたあとにも見返す」などが習慣化されるように心がけています．

 ## 医療広告ガイドラインへの対応

医療広告ガイドラインへの対応は情報発信をする際に必須です．基本的には私はリクルートのために情報発信をしていることが多いので，直接的に患者さんを集める意図がある情報発信になることはありません．ただ，メディアの種類が増えるにつれてガイドラインも常にアップデートされています．特に自身の医療機関について，つぶやくときにはそのウェブサイトにて含まれている内容を忠実に要約し，リンクを添付するなど，「誘導性がない」ことを担保するように気をつけています．

 ## 学生へのメッセージ

SNSはおもしろいですし，うまく使えばとても有利なことも多いです．一方で無尽蔵に時間をとられてしまうこともあります（実は時間はお金より貴重です）．また，基本的にはいいことが載りますので自分が精神的にうまくいっている際にはうまく他人の投稿をモチベーションにできますけれども，精神的にうまくいっていないときにはあまりみないほうがよいでしょう．アメリカなどでは研修医の候補者のSNSを検索するプログラムもあるようです．クローズドだと思って楽しい写真や強い嗜好，政治的立場，偏見と誤解されるような言動や写真が多いと将来に響く可能性もあります．私自身も常にメタ認知を意識しておりますが，人間いつどこで炎上するかは正直わかりませんので，「炎上したとしても，しょうがない」と思えるくらいよく考えて一つ一つの投稿をして，場合によっては削除することをおすすめします．

 ## 炎上への対策

一度アメリカで活躍する非常に著名な野球選手の方の投稿に友人がクソリプをしている際に私もクソリプをしました．そうしたところご本人のタイムラインにリツイートされてさらされました．フォロワーが何十万人もいらっ

しゃる方でしたのでそれから熱烈なフォロワーの方より1週間程度いろいろとコメントをいただきました．

　正直その当時の心境としては「穏やかではない」「心配，不安，怒り」など感じましたがすこし考えて，「スルーするうちにみなさん名もない一医師には興味がなくなるであろう」と考えて1週間Twitterをほとんどみないようにしました．そうすると自然に「みなさん興味をうしなって」コメントもなくなりました．結果としてはフォロワーの方が数百人増えたと思います．この経験で「炎上は大変だけど，対応方法もあるようだ」「炎上するとたしかに物議を醸してフォロワーが増える」ということを学習しました．

　その後，厳しいコメントをする人たちは「憂さ晴らし」の要素が強いこと，アルファツイッタラーが「反応したり，怒ったりすることは彼らにとってむしろおもしろいこと」であることを理解しました．そのため，現在は「いいねやコメントは限定的にしか行わない」としています．また，厳しいコメントをつける人がいたらその人のプロファイルと過去のツイート・リツイートをみてミュートする（ブロックするとそれでまたネガティブな感情を持つ人もいる）ようにしています．

　発信しない以外に炎上しない方法はないですが，相手の気持ちや求めるものを理解して対応をしていれば，こちらから炎上する火種を減らすことができるのではないかと思います．

　炎上予防には，過去の私がやってしまったように特定の個人や団体を頭ごなしに批判することはしない，ということがとてもよいと思います．

　例えば新聞記事が炎上したことを引用ツイートする際も「素晴らしい新聞社なのに今回はどうしてしまったのか？　きっと良識ある対応をして今回の事態を良い方向に解決してくれるでしょう！　信じて応援しています！☺️」などとつぶやくようにしています．こうすると，

1）今回の記事は問題である

　ということと，

2）新聞社すべてが悪いわけではない

　という私の考え，

3）良い解決をしてくれると信じている

　というポジティブな応援の要素になります．

　このようなツイートによって私に炎上の矛先が向く可能性は高くないであろうと考えています．逆に2），3）のところで「酷い新聞社だ！」「社会的制

JCOPY　498-14812

裁を受けるべきだ！」などと呟けば，新聞社やその支持者の人にとてもネガティブな印象を残します．そうすると将来の炎上への禍根（火種）を作ることになるかと私は考えています．

 ## 情報収集の方法

　情報収集については Twitter を使うこともあります．日本のメディアだけですと偏ってしまうので Reuters もフォローしています．日本と違い，AMA，CDC，ACEP（米国救急医学会）など米国は学会や政府が積極的に情報発信をしています．情報発信は手間はかかるものの社会を動かすことに繋がります．ぜひ日本の学会や医師会に Twitter アカウントを持っていただいて COVID19 やワクチンについてつぶやいていただけたらと思っています．

　普段の情報収集は自分の専門領域の論文から，がメインになります．加えて NEJM のメール配信サービス，カナダのマクマスター大学の無料サービス EvidenceAlerts にも登録して自分のメールアドレスに救急集中治療領域の abstract が定期的に送られるように設定しています．

 ## おわりに

　COVID19 への対策などでわかってきたことは市民と政府との対話がこの変化の多い社会では必須であるということです．台湾では DX が進み政府と市民特に若い 20 〜 30 代の層とのコラボレーションが進んでいます．現在の日本の社会は高齢の男性が既得権益や世襲などの古くから続く因習にとらわれてがんじがらめになっているところがあります．そんななか世界はどんどんと日本をおいていってしまいました．今日本の国民 1 人あたりの GDP は韓国に負けてしまいました．我々も社会や政治に無関心であるのではなく，情報発信と意見表明を行っていくべきです．一部の政治家，官僚，研究者に頼っていると，視野が狭くなり弾力的で効果的，迅速な対応ができないことがわかってきました．医療関係者はかつては情報発信をすることは「レベルの低いこと」と思ってきたのかもしれません．ただ，今は時代は変わりました．我々は次世代によりよい医療・社会を残すために，学びながら果敢に情報発信をすべきだと私は考えております．

PERSON
09

コロナ禍における情報発信

忽那賢志

大阪大学大学院医学系研究科・医学部 感染制御学講座 教授

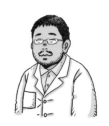

1978 年北九州市生まれの 43 歳．10 歳のときに父を白血病で亡くし医師になることを決意．2004 年山口大学医学部を卒業し，初期研修医のときに当時の指導医や青木眞先生の影響で感染症医を志すことに．奈良県で 4 年間の感染症研修を終え，国立国際医療研究センター国際感染症センターに．輸入感染症，新興再興感染症を専門に診療を行う傍ら啓発活動にも取り組む．2021 年 7 月より大阪大学医学部感染制御学教授．

(((A))) 主な情報発信の手段： Yahoo Twitter TV 📖 ➚ P.78 へ

情報発信をするようになったきっかけ

　元々文章を書くことは好きで，学生のときも個人的な内容のブログを書いたりしていました．感染症の道を進むようになって，予防啓発が重要であることをだんだんと実感するようになりました．国立国際医療研究センターのフェローになった2012年は関東を中心に風疹が大流行していました．妊婦さんが風疹に罹患し先天性風疹症候群のお子さんが報告され始めた頃に，これはイカンということで風疹ワクチン啓発キャンペーンを開始しました．YouTube に啓発動画をアップロードしたりして呼びかけを行いました．それがどこまで効果があったのかはわかりませんが，感染症は人から人に感染するため，人の行動を啓発によって変えることで予防に繋がるということで，啓発の重要性について認識しました．

　その後も日経メディカルやケアネットといった医療従事者向けのサイトで感染症の啓発記事の連載をしていました．私の場合は締め切りを守れないという宿命的な持病があり（この原稿も 2 カ月ほど締め切りを過ぎています），

数年経つとほとんど更新されなくなるということを繰り返していました．はっきり言って飽きっぽいのだと思います．

どのように情報発信を行っているか

　一般の方向けにも感染症の啓発をしたいと考えていたところに，日本うんこ学会の石井洋介先生にお声がけいただいて，性感染症についての正しい知識を学ぼうという企画でAV男優のしみけんさんとニコニコ超会議で対談する機会をいただきました．こうした経験を経て，一般の方向けの感染症啓発の機会があるといいなあと思っていました．

　そんなところにふとしたきっかけから，Yahoo! JAPANでオーサーとして記事を書く機会をいただけることになりました．書き始めたのが2019年9月ですので，新型コロナウイルス感染症の流行が始まる4カ月前です．当初は，手足口病とかインフルエンザとか，そのときそのときに流行していた感染症の啓発記事について書いていました．しかし，2019年12月末に中国の武漢市で「謎のウイルス性肺炎」が流行している，というニュースが出て，2020年1月4日に私も初めて新型コロナに関する記事を書いていますが，そこからはほとんど新型コロナに関する記事について書くようになりました．

新型コロナに関する発信について

　2020年1月以降は，新型コロナに関する発信を積極的に行ってきました．私は当時国立国際医療研究センターで国際感染症対策室医長という立場で，ナショナルセンターでの新興感染症対策の専門家という立場でした．これまでもエボラ出血熱（エボラウイルス病），デング熱，MERS（中東呼吸器症候群），ジカウイルス感染症などさまざまな新興感染症に対する対策や啓発を行ってきましたので，これは自分がやるべき仕事だろうということで，Yahoo! でも記事を書いてきましたし，新聞やテレビなどの取材対応も積極的に行いました．

　今回の新型コロナの流行は，SNSが一般的になってから初めて人類が経験したパンデミックでした．誰もが世界に向けて発信できることから，専門家が直接一般の方に情報を発信することができるというメリットがある一方で，科学的根拠のないデマや間違った情報がそのまま信じられて拡散されて

しまうというようなこともたくさん目にしました．第1波の頃に，アビガンを早く承認させろというメディアの動きがありました．政府も承認に対してかなり前向きだったと思います．しかしアビガンが新型コロナに有効であるというエビデンスは当時不足しており，承認には時期尚早だという記事をYahoo! で書いたところ，「アビガンを飲んで治った人がたくさんいる．デマはやめろ」とか「忽那は新型コロナのことを全くわかってない」とか，さんざんSNS上で叩かれました．なかには慶応大学の名誉教授という人まで（感染症ではなく経済学者ですが）名指しで「忽那は陰謀論者だ」というようなことをSNS上で書いたりしていました．2021年以降もイベルメクチンで同様の事態が起こっていますが，これはやはり日本でエビデンスを正しく評価できる地盤が整っていないことの表れだと思います．そして，一部のデマゴーグが自身の利益誘導のために「イベルメクチンを承認すべきだ」と一般の方を煽り，科学とはかけ離れた議論に持っていこうとする，という現象が1年経ってもみられるあたり，なかなか根深い問題だなと思います．

炎上への対策

　新型コロナに関しては，何を書いても反論する人がいますので，ある意味諦めています．新型コロナの感染対策のことを書けば「新型コロナは風邪だ，ウソを書くんじゃない」とか「新型コロナは弱毒化しているから経済を回して大丈夫だ」という人が必ずいますし，ワクチンの記事を書けば「遺伝子が改変されて危険だ」とか「長期的な安全性が確認されていないワクチンをすすめるなんて！」とか必ず反論が出ます．こういう方々に対して，1つ1つ反論していっても意味はないだろうなと思い，当初からスルーしています．

　基本的にほとんどの人は私の記事を読んで納得してくださっていると理解しています．どうしてもSNSでは声の大きい人が目立ってしまうので，過激な意見が目につきやすいですが，あまり気にしすぎないことも重要だと思っています．

　Twitterとかも，毎回毎回誹謗中傷を書いてくる輩がいますが，そうした連中にいちいち反応するのも大変ですし，いちいち心が折れていては仕事になりませんので，コメントも一切見ないようにしています．コメントも大半は好意的なものだとは思うんですが．

JCOPY 498-14812

情報発信をするうえで気をつけていること

　常に医学的に正しい情報を発信しようと思っていますが，後になって間違っていたとわかることがあります．例えば，これまでのウイルス性呼吸器感染症は症状のある人がウイルスを排出して周りに感染を広げていました．そのため「咳エチケット」という言葉が生まれ，咳やくしゃみをしている人は飛沫を飛ばさないようにマスクをしましょう，ということになっていました．新型コロナの流行当初，私もこれまでのウイルス性呼吸器感染症にならって「症状のある人はマスクをしましょう．症状のない人がマスクを着けた方が良いというエビデンスはありません」と書いていました．しかし，だんだんと新型コロナの実態が明らかになるにつれ，どうも発症前の無症状の人からも感染が広がっているっぽいぞ，ということがわかるようになり，症状がない人も含めてみんながマスクを着ける「ユニバーサルマスク」の重要性についての啓発にシフトしました．

　このように，これまでの感染対策の常識と考えられていたものが覆されるというのは新興感染症ならではのものであり，自分の常識を過度に信じずに，新しい感染症に対しては柔軟に対応するということが重要だとわかりました．

情報収集の方法

　情報収集は毎朝7時頃から始業前まで感染症に関する情報，特に新型コロナについて新しい情報はないかをチェックしています．

　主にチェックしているのはミネソタ大学の感染症センターのサイトであるCIDRAP（https://www.cidrap.umn.edu/）を毎朝見ているのと，Johns Hopkins Center for Health Security の COVID-19 Updates という週2回の無料メールを受信しています．

　主要な医学誌については New England Journal of Medicine，JAMA，Lancet あたりを週1回くらい確認し，適宜 SNS などで話題になっている論文にも目を通す感じです．

おわりに

　Yahoo! での記事の執筆は土日のそれぞれ1本ずつ，というのをノルマにしていましたが，ワクチンが普及してくると徐々に啓発の必要性も薄れてくるかもしれません．そのときは他の感染症に関する啓発にだんだんとシフトしていきたいと思っています．

Yahoo https://news.yahoo.co.jp/byline/kutsunasatoshi
Twitter @kutsunasatoshi

JCOPY 498-14812

PERSON
10

耳鼻咽喉科医としての SNS での医療発信 その有用性と面白さ

前田陽平
大阪大学大学院医学系研究科 耳鼻咽喉科・頭頸部外科学

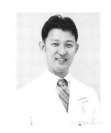

大阪大学医学部医学科 2005 年卒業．箕面市立病院，大阪大学医学部附属病院，市立堺病院（現：堺市立総合医療センター）を経て大阪大学大学院修了後，現在，大阪大学大学院医学系研究科耳鼻咽喉科・頭頸部外科学助教．日本耳鼻咽喉科学会専門医・指導医，日本アレルギー学会認定専門医・指導医，日本耳鼻咽喉科学会広報委員．Twitter（@ent_univ_）や Yahoo! 個人オーサー（https://news.yahoo.co.jp/byline/maedayohei/）として医療情報を発信している．

 主な情報発信の手段：**Twitter** **Yahoo**

情報発信をするようになったきっかけ

Twitter を始めたこと

　私はもともと SNS については Facebook だけをしていました．本当になんとなく Twitter をしてみようと始めたのが 2019 年の 2 月ごろです．最初はぼーっと見て，医師のアカウントなどをフォローしていましたが，あるとき堀向健太先生が医学論文についてブログで書いているのを見て，それについてリプライすると返信してもらって，それがすごく印象的でした．私もそのブログは Twitter をしていなければたどり着けなかったし，ましてそんな優れたブログを書いている人と内容についてブログでいわばディスカッションができるなんてびっくりしました．やはり多くの方と直接コミュニケーションできる，双方向性は Twitter の最も優れた点だと今も変わらず思います．

自分も情報発信するように

　私も少し皆さんの役に立つようなことが言えるかもしれないと思ってだんだんと耳鼻咽喉科に関する話をツイートし始めました．当時はよく連ツイ[※1]もしていました．すると，たくさん「いいね」がついて，うれしかったですね．私の話を聞いて，いいねをしてもらう．講演でいえば拍手を頂くようなものでしょうか．でも，講演の拍手は「お疲れさまでした」という意味合いが強く，話してくれたら拍手はするものだと思いますが，Twitter だと，役に立たない話は全然「いいね」がもらえない，その点も逆にすごく面白かったです．また，先の例のように諸々の専門家の方で，通常は接点のなかったような人と触れ合うことができたのもすごくうれしかったです．徐々にフォロワーも増えて，自分の言葉が届く範囲が広くなって，やはり 5000 を超えた頃からはうれしさより怖さのほうが強くなりました．

　耳鼻咽喉科領域ではそういった発信をする方があまりいなかったこともあり，私の情報が広がりやすい素地がありました．また，耳鼻咽喉科領域は，お子さんの病気なども多く，保護者の方からの情報のニーズもあります．別の面では，感覚器を扱うために，症状から非医療関係者が病気や病態を想像しやすく，誤って情報が広がりやすい性質もあります．

特に印象に残っていること

　ツイートそのもので一番印象にあることは，突発性難聴についての話です．突発性難聴とはある日突然発症する「感音難聴」で，原因が不明なもののことです．治療としてはステロイドが有名です．

　ある非医療関係者の方が突発性難聴について「48 時間以内に全てを投げ捨てて治療しなければならない」とツイートして，"バズった[※2]" ツイートになりました．できれば早めに治療したほうがよい，という一般論は耳鼻咽喉科医でも一致する見解だと思いますが，実際にはそこまで急激に治療しなけれ

※1 連ツイ：連続ツイートのこと．Twitter は 140 字までだが，多くのツイートを連ねることで，長文の投稿をすることができる．
※2 バズる：SNS，とくに Twitter では「リツイート」などの機能により爆発的に広がることがあり，これを「バズる」という．正しい情報に限らず，誤った情報が「バズる」こともある．

JCOPY　498-14812

ばならない医学的な根拠はありません．ここまで極端な意見だと，「48時間を過ぎると治療しても無駄」とか，「夜中でも病院に受診したほうがよい」のような勘違いをしてしまいます．前者はせっかくの治療機会を失うことになります．後者についても，突発性難聴の診断には「純音聴力検査」という主に耳鼻咽喉科で行う検査や耳内の診察が必要ですから，夜中に救急外来を受診しても診断自体が難しいわけです．

　こういった誤った情報が"バズって"しまうのがTwitterの怖さでもあるな，と思いました．と同時に，このような勘違いをしないように，元ツイートの誤りとともに正しい情報を私がツイートすると，下にあげた山本先生らもその情報を広げてくれて，少しでも誤った情報を修正してもらうようにリアルタイムでできたのは（自己満足かもしれませんが）良い経験でした．

Twitterをやるうえで影響のあった人

　私がTwitterで医学情報を発信していくうえで，キーとなった人物は多いですが，特にあげるとすれば3人です．

　1人めは堀向健太先生．「ほむほむ先生（@ped_allergy）」の名前で発信しています．上のエピソードにもありましたが，質の高いアレルギー関連を中心とした情報を，ブログを中心に発信されていて，アレルギーの分野は特に「病院にくる前の人」に情報を届けることと相性がよいと知りました．また，臨床医・研究者として第一線で活躍されている先生がこのような発信をしていることに衝撃を受けました．

　2人めは山本健人先生．「外科医けいゆう（@keiyou30）」の名前で発信しています．同じ近畿圏在住でもあり，新型コロナ流行前はときどき会ってお話ししていました．いまも，しばしばメールなどでやりとりしています．年下ですが，SNSやネットの発信経験が豊富で，いつもいろんなことを教えてもらっています．私にとってはネット発信の先生です．

　3人めは木下喬弘先生です．「手を洗う救急医Taka（@mph_for_doctors）」の名前でTwitterをしています．彼は大学どころか中学高校も同じ（一応私が先輩）なのですが，実はTwitterを始めるまでは接点がありませんでした．Twitterで知り合ってそこから仲良くなったのです．彼は，もともとは留学希望の医師向けに発信していたのですが，途中で別のTwitterの医師からHPVワクチンの問題について知って，これについて活動していくことになったのです．

HPV ワクチンの問題について簡単に解説しておきます．もちろん，HPV ワクチンは子宮頸がんを予防するワクチンで，その効果と安全性は広く示されていて，世界中で接種されていますが，日本ではいわゆる「副反応」についての報道後に積極勧奨から外れ，接種率が激減しました．HPV は子宮頸がんのみならず，中咽頭がんの原因にもなりますから，耳鼻咽喉科医として強く関心を持っています．

　彼はその後，"みんパピ！"という非営利活動法人を通じて HPV 予防について啓発し，それが世に知られていくことになり，「SNS に端を発した医療啓発活動」の威力を目のあたりにしました．そのエネルギーや頭の回転の速さにはいつも舌を巻きます．

　なにより，こういった先生方とは Twitter をやってなければ知り合うこともなかったわけで，それだけでも SNS のポジティブな側面の例としてわかりやすいでしょう．

どのように情報発信を行っているか

Twitter

　Twitter は受け手側のツールとして非常に優秀である一方で，発信側としても優れたツールです．医師が発信する場合は，専門家同士のコミュニケーションのために発信するか，非医療関係者への啓発を主とするか，が重要だと思います．専門家同士で発信し合うスタイルが海外ではよく見られます．そうすると，お互いに新しい情報をチェックしたりできますし，ディスカッションすることもできます．自分自身が受け手であると考えた場合は，こちらのスタイルのほうが専門家として得るべき知識が効率よく得られる側面はあります．

　一方で，一般向けに発信した場合は，多くの方に受け取ってもらうことができます．また，もちろん医師を含む医療関係者も参考にしてくれる場合があります．

　有名人が病気を発表した後などは特に病気に関する誤った知識が広がりやすいためにその内容をツイートしたりしています．同じようなことは下の Yahoo！オーサーとしても可能なので今後はそちらでも行っていきたいと思っています．

JCOPY 498-14812

Yahoo！オーサー

2020 年 12 月からは Yahoo! オーサーとしても活動しています．自分で書いた記事を Yahoo! に上げるものですが，Yahoo! ニュースは多くの方に見られるので，その意味で非常に意義のあるものになっています．その前に一時 note でもブログ的に書いていましたが，やはり見られる数が全く違うので凄さを実感しています．

炎上への対策

炎上しないためには自分で気をつけるしかないとは思います．自分より詳しい専門家が見ているのかもしれないと考えること，これは基本として非常に大事です．よく，学会で「素人質問で恐縮ですが……」と質問してくる人に素人はいない，という笑い話がありますが，Twitter も似たような部分があって，普段は雑談しかしていないようなアカウントが実は何らかの分野のものすごい専門家だったりします．私も完璧にできているわけでは全くありませんが，とにかくきちんと調べて書くしかありません．

個人情報に注意することは当然のことだと思います．例えば医師の場合であれば，匿名でやっていたとしても，少し調べれば「誰なのか」は結構簡単にわかりますし，患者さんの個人情報が洩れることのないように注意するのは一番大事なことです．

よく言うのは「病院の医局での会話ではないですよ」ということです．病院の医局の医師同士で話しているような感覚でツイートやリプライをしてしまうと本当に危ないです．そこにリプライをつけてくるのは医師だけかもしれませんが，それは皆から見えているものだからです．

たとえば，「前医でこんな診断だったが自分が正しく診断できた」と自慢とともに前医を非難したくなる，そんな気持ちが理解できないわけではありませんが，まずそもそもこの話をすること自体が，個人情報的に問題があります．さらに，他の医師を非難することは患者さんの医療不信を生むリスクもあります．そのあたりを十分に踏まえたうえで発信する必要があります．医師のみであれば，ちゃんと診断・治療しようという「注意喚起」が有効だとしても，それによって患者さんの「医療不信」を呼んでドクターショッピングをしてしまうリスクがあります．そのあたりを俯瞰的に考えて発信する情報や発信のときの文章を考える必要があります．発信はコミュニケーション

でもあります．こちらの発信がどう捉えられるか，も考えなくてはいけません．個人的にはこの「自分の発信がどのように受け止められるか」を想像することが苦手な方は発信について慎重に考える必要があると思います．

🌐 情報発信をするうえで気をつけていること

　TwitterをはじめとするSNSではできるだけ攻撃的な態度をとらないのがおすすめです．もちろん，攻撃的な姿勢が即炎上ではないのですが，攻撃的な言動を繰り返すアカウントについてはフォロワーも攻撃的な言説を期待する人が多くつくようになり，そうなると，攻撃的な言説に「いいね」がつきやすくなる．そうなるとますます攻撃的な言説に寄ってしまう側面があります．僕自身，攻撃的な言説を取ったことがないわけではありませんが，できるだけ少なくなるようにしています．

　もう1つ．これはすごく大事なことですが，情報発信はあくまで「趣味」だということを忘れないことです．情報発信をし始めると情報発信関連の仕事（この文章もその1つといえるかもしれません）も増えてきますが，そういう仕事が増えすぎて自分が潰れないように，あくまで自分の本業（僕の場合は大学の医師としての仕事）を優先するようにしています．情報発信をすると，特にSNSだとそれが届いている実感も持ちやすいですし，すごく楽しいと感じますが，それが仕事になるとかなり大変だと思います．もちろん，それを本業にしようと考えている方はそうすればよいと思いますが，そうでないのであれば「趣味」と考えれば，だいぶ気楽になるはずです．内容について医学的な誤りやコミュニケーション的な誤りがないように努めるのは当然のことですが，そこだけがプロフェッショナリズムとして求められる部分で，あとは趣味だと考えるようにしています．

🌐 情報収集の方法

　私は特殊な方法は持っていませんが，いくつかあげておきます．まず，そもそも私は大学勤務の医師ですから，普通に勤務しているだけでも数多くの論文や研究に触れることがあります．それは抄読会だったり，自分の研究に関する資料だったりします．それ以外には，これは一般的だと思いますが，PubMedでキーワード設定して新しい論文が通知（アラート）としてきたり

JCOPY 498-14812

するように設定しています．Google Scholar でもアラートを設定していましたが，追いきれなくなったので今はやっておりません．

　また，広く情報収集するという意味でも SNS は役に立っています．私の場合は Twitter と Facebook です．Twitter でも有用な情報を発信するアカウントはたくさんあります．私は作っていませんが，リストを作ってチェックするとそれだけでかなり有用です．また，Twitter で知り合った専門家とダイレクトメッセージなどでグループを作ると，そこでコミュニケーションをすることも可能です．閉じた環境でのコミュニケーションですから，より踏み込んで議論することも可能です．ただし，患者さんの個人情報などについてはオープンの状況に準じた配慮が必要だと思います．Facebook も，Twitter で知り合った方とつながるようになって一気に学術的な情報を得る機会が増えました．特に新型コロナウイルス感染症のように，日々新しいエビデンスにアップデートされていく分野については SNS による情報収集のメリットが非常に大きいと感じました．

　もちろん，検索エンジンや論文のチェックは大事ですが，結局は良い情報を持っている，あるいは収集している「人」とつながることで有用な情報が得られる，といえるかもしれません．

日本耳鼻咽喉科頭頸部外科学会公式 Twitter アカウントについて

　私は，いまは日本耳鼻咽喉科頭頸部外科学会の広報委員会の末席にも名前を連ねさせていただいているので，日本耳鼻咽喉科頭頸部外科学会公式Twitter アカウント（@jibi_u）運用にも関わっています（なお，広報委員会に入った時点ですでに Twitter アカウントがある状態でしたので，立ち上げには関与していません）．2021 年 10 月現在，15000 を超えるアカウントにフォローいただいて大変ありがたいです．

　学会公式アカウントが一般向けに発信するのは，現在（2021 年 10 月）のところは決して一般的ではありませんが，日本循環器学会，日本アレルギー学会など，徐々に増えてきています．学会公式が今後何をどのように発信していくか，はまだまだ手探りの部分はありますが，一般に向けて耳鼻咽喉科全般に関することを啓発していくことが大事だと思いますので，皆様に温かく見守っていただければと思います．

　耳鼻咽喉科は，たとえば副鼻腔炎や突発性難聴，咽頭がんや喉頭がん，声

帯ポリープのように耳鼻咽喉科以外ではあまり扱わないような疾患はもちろん，舌がんを含む口腔がんや甲状腺がん，嚥下障害，補聴器装用指導など，他科や他職種との境界領域も多く扱います．この「守備範囲の広さ」を一般に広く認知してもらうこともアカウントの目標の1つです．

🌐 おわりに

　私がTwitterを始めてから2年が経ちました．その間にいろいろありましたが，情報収集の項でもふれたように良い「人」との出会いはとても大きいです．Twitterで存在感のある人は，また実際に会うとTwitterで感じる以上におもしろい人が多いのです．よく考えると当たり前のことで，Twitterはいわば衆人環視の場であり，その場で見せられる部分よりは実際に会って話をしたほうがおもしろいのです．

　上で触れた山本健人先生や木下喬弘先生などは，ここ2年の知り合いなのに，ずっと昔から知っているような感覚になります．まさかSNSで知り合った人が自分にとってこんなに重要な友人になるなんて思いもしませんでした．また，この2人は僕よりも5歳以上年下で，SNS以外の出会いならこんなに仲良くなることは難しかったと思います．こういうのもSNSならではの良さでしょう．

　今はCOVID-19の影響でなかなか実際に人と会う機会も持てなくて残念ですが，オンラインのつながりから実際に話をするようになる機会がまた訪れるように祈っています．

　最後に，自分自身が情報を発信すれば勉強にもなりますし，また人のつながりも増える．多くの医師，特に後輩たちに，ぜひさまざまな情報を発信していってほしいと考えています．そして，発信が苦手な方はまず受け手としてSNSを活用してみることをお勧めします．その有用性と面白さを多くの方に知っていただきたいです．

JCOPY 498-14812

PERSON 11

「知ってもらう」から「伝える」へ，グローバルに情報発信する方法

上田悠理

株式会社 Confie
Healthtech/SUM 統括ディレクター（メドピア，日経新聞共催）

形成外科，訪問診療医．ゆう上尾在宅クリニック院長として高齢者の褥瘡管理を中心に常時 150 名以上の高齢者ケアに携わる．
臨床を継続する傍ら，ビジネスと医療をつなぐ翻訳家，ヘルステックプロモーターとして活動．2017 年よりヘルステック領域のグローバルカンファレンスに統括ディレクターとして参画．現在は Healthtech/SUM（メドピア，日経新聞共催）としてヘルスケア領域のイノベーションのハブとなっている．
その他，企業の新規事業開発支援や学術機関との共同研究の推進，国内外のベンチャー支援，執筆や講演など，ヘルスケア領域のエコシステム創造を掲げて積極的に活動している．
早稲田大学法学部卒，岡山大学医学部卒

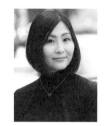

主な情報発信の手段：**Healthtech/SUM** **Facebook** **Twitter** **LinkedIn** P.92 へ

 ## 情報発信をするようになったきっかけ

情報オタクが原点

　　元々，趣味＝インプットと言っても過言でないほどの情報オタクです．ありとあらゆることを知りたいし，体験したい．そんな欲求もあり，法学部の学生時代から，ITやビジネス領域のインターンや交流会などに積極的に参加し，とにかく人に会っていました．就職活動のイベントなど，学生には情報収集の手段が幅広く用意されており，学生証は最強のフリーパスです．ジャンルを問わず，いろいろなことに興味があったので，とにかくさまざまな業

種の方にお会いして，たくさんインプットをした時期でした．

医師として「伝える」，個別化情報発信

　その後，人と会うこと，関わること，いろいろな方の人生に触れること，を軸にキャリアを考えた際に，企業に就職するのではなく，医師の道を選びました．人と関わる仕事であること，ある程度自分の裁量で仕事ができる（自分が自分のボスでいられる）ことを条件にしたとき，もっとも合致していたのが医師だったためです．

　医学部で学び，医師として働いていると，膨大なインプットもさることながら，「伝えること」が重要になることを実感します．患者さんはもちろん，ご家族，指導医，紹介先やスタッフなどのさまざまな立場の人に向けて，我々は常に情報を発信しています．そして発信のみではなく，「正しい意図が伝わる」ことが実はとても難しく，初めは試行錯誤の繰り返しでした．相手の立場・理解度・求めることなどを意識して，必要な情報を正確に伝わるように発信をする，というのは，日常会話のなかで実践していることではあるものの，究極の「個別化情報発信」です．私自身，たくさんの方に実際に会ってインプットを続けてきたことが「伝える」を意識した情報発信の仕方に活きているのだと思います．多数の聴衆に向けた講演をするようになった今でも，この「医師として伝える」，個別化情報発信の意識が原点になっています．

グローバルカンファレンス Healthtech/SUM

　その後，2017年からヘルステック領域に踏み込むことになりました．学生時代からのつながりで，元々IT・ビジネス系の知り合いが多かったこともあり，ベンチャー企業の友人から医師であり，IT企業の創業社長でもあるメドピアの石見陽社長を紹介されたのがきっかけでした．メドピアは，医師専用の会員制コミュニティ「メドピア」（https://medpeer.jp/）を運営し，医師会員14万人の集合知プラットフォームを基盤に予防事業やクリニック支援事業などさまざまな事業展開をされています．また，2015年から年に1度，アメリカ発のヘルステック領域のグローバルカンファレンス Health 2.0 を日本で開催されていました．ヘルスケア関連でビジネスに興味がある，という話をさせていただいているうちに，「じゃあ，イベントやってみなよ」と言われ，私もあまり深く考えずに「やります！」ということで，2017年の3回目から

イベントの統括をさせていただくことになりました．一口にイベント，といっても，企画や登壇者を集めることはもちろん，海外との契約交渉や集客，スポンサー営業など，想像以上に多岐にわたる業務内容に，「なんてものを引き受けてしまったんだ」と愕然としたことを覚えています．その分，イベント終了後の達成感も大きく，また，現在まで，このイベントを中心地としてさまざまなネットワークが形成され，年々業界が成長しているのを感じています．

 ## どのように情報発信を行っているか

グローバルカンファレンスの統括ディレクターとして

カンファレンスのなかで私が担う情報発信の形もさまざまです．

イベントまでの期間に Web メディアや SNS などでカンファレンスのテーマや注目セッションについての記事を書いたり，アメリカやヨーロッパ，アジアなど国内外の関連カンファレンスやイベントへの登壇，動画・音声メディアへの出演をすることで，我々のカンファレンスを知ってもらい，ヘルステック領域のビジネスや日本市場に興味を持っていただいたり，登壇候補者を見つけたりしています．特に海外では，日本の制度的な特殊性や，医療現場の実際の状況，ヘルステック領域の市場動向などの日本の情報があまり出ていないため，一度イベントに登壇すると次々にオファーがきます．私の場合，Health 2.0 の Founder でもある Matthew Holt を始め，アメリカ，ヨーロッパ，アジアなどを拠点とする数名の起業家・投資家と定期的に情報交換をしており，登壇してほしい人や気になる人を紹介してもらったりしています．グローバルでみても実は狭い業界なので，一度コミュニティに入ってしまえば緩くつながっていくことができます．また，COVID-19 状況下において，動画・音声メディアを通じて発信する方が増えており，そのゲストとして呼ばれることも多いです．英語にものすごく自信があるわけではないので，特殊な単語，用語については事前に話題を想定して準備しています．ただ，基本的にほとんどの人がネイティブスピーカーではないため，言語としての正しさについてはあまり気にせず，伝えることを重視するようにしています．また，我々のカンファレンスそのものが特殊な構成になっていて，2日間の会期で，その1年間のヘルステックの話題を網羅するイメージでセッ

ションを作っています．オンライン診療や医療 AI，予防医療など，一口にヘルステックといってもさまざまなビジネスモデル，切り口，テクノロジーがあります．1 つの話題を深掘りするのではなく，あえて幅広く登壇者・情報を集めることで，参加者側が何か 1 つでも興味を引くセッションをみて，それを起点にしてイベント終了後に各々のビジネスに活かしていただければと考えています．実際に，我々のイベントを起点としてコラボレーションや出資，連携の事例が出てきており，ヘルステック領域の情報ハブに育っていると実感しています．

▌ SNS，講演

　外部の講演や SNS を通した発信では，国内外のヘルステック領域の最新の研究やビジネス情報，市場動向などについて主に発信をしています．また，非医療者の方から，医師として臨床に携わる現場のことや実感していることなどといった情報も知りたいとうかがってからは，医師として私自身が現場で感じていることについても発信するようになりました．Facebook がメインツールになっていますが，海外向けには LinkedIn を一番使っています．どちらも，顔の見えないフォロワー数を増やすよりも，名前と顔がある程度一致する，有機的なコミュニケーションやつながりを意識しています．なぜなら，「認知されていない」ことは，「いない」ことと同義だと考えており，「いない」人からの情報は相手に受信されない，つまり正しく伝わらないと考えているからです．まずは私自身や，我々の取り組んでいること，イベントについて認識してもらい，情報が受信される下地を作ることを意識しています．そのうえで伝えたい情報を発信することで，その情報は，数多くある情報のうちの 1 つではなく，「あの人が発信したこと」として認識，より伝わるようになると考えています．

 ## 使用している情報発信ツールの活用方法

　Facebook や Twitter，YouTube など，国内向けの SNS やツールについては他の先生方の記事をご参照いただくとして，特にグローバル向けのツールについて言及します．

　元々，日本ほどにしっかり名刺交換をする文化が他の国ではないので，カンファレンスなどで会って，その後にコンタクトを取りたい時に使えるのが

JCOPY 498-14812

LinkedIn です．ほぼ唯一の連絡手段と言っても過言ではないかもしれません．

　私の場合，LinkedIn 上で定期的な発信をすることはないのですが，プロフィールを充実させておくことで，先方からインタビューや登壇の依頼などがくることが多いです．とはいえ，他のツールと同じく，定期的に発信を行ったほうが有効ではありますので，その部分は今後の課題としています．

情報発信をするうえで気をつけていること

　その情報を「伝えたい相手」を意識することを心がけています．どんなにおもしろい情報や有益な情報であっても，それを受け取る相手によっては使えないものであったり，不必要な雑音になったりする場合が少なくありません．また，医師としての個別化情報発信を行うにあたっても，受け取り手を考慮しない発信を行ってしまった結果，信頼関係の構築ができなかったことや，正しい理解が得られず治療につながらなかった事例なども経験しています．そこで，講演や記事執筆などを行うにあたっては，それを受け取る（であろう）人をできるだけ詳細にイメージし，その人が求めている（であろう）情報を，その人に伝わる（であろう）方法と言葉で発信することを心がけています．もちろん，あくまでも想像の範囲内になってしまいますが，具体的なイメージをするほど，自分のなかの「伝わり度」は上がっているように感じます．実際に，SNS での発信などでは，「この人に伝えたい！」と想像しながら書いたことに対して，正にその人からコメントやメッセージをいただいたりすると，きちんと伝えられているな，という実感が持てます．

情報収集の方法

　原点はあまり変わっていなくて，とにかく会いたい人には会いに行って直接話を聞くことにしています．そして，最新の情報や会いたい人を見つけるために，PR TIMES（https://prtimes.jp/）などのプレスリリース情報はジャンルを問わず追うようにしています．また，我々のカンファレンスのセッションテーマや登壇者候補をまとめるために，インプット用のエクセルで記事のリンクや概要について管理しています．ときどき見直してその後の経過を調べたり，全体を俯瞰すると業界のトレンドがわかったりするので便利です．

おわりに

　情報発信は，我々が日常的に行っているコミュニケーションの延長線上にあります．コミュニケーションにおいて，自分の発信したい情報が相手に正しく伝わることはとても重要ですが，その先で，「相手の行動が変化するか否か」，つまり行動変容を誘発できるか，が鍵になってくると思います．情報発信のツールが多様化するなか，多くの先生方とともに，正しい情報の元により多くの人の健康・幸せを作るお手伝いをしていきたいと考えています．

Facebooook https://www.facebook.com/yuuri.ueda.18
Twitter @YuuriU
HP （株式会社 Confie）http://www.confie.jp/
Healthtech/SUM https://www.healthtechsum.jp/

JCOPY 498-14812

振り返るメディアとのコミュニケーション
優しさの連鎖を繋げていくために

後藤礼司
愛知医科大学循環器内科 助教

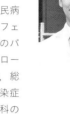

2007年藤田保健衛生大学（現，藤田医科大学）医学部卒．常滑市民病院初期研修医を経て2009年より同病院循環器内科・血管外科・インフェクションコントロールチーム（ICT）に所属．新型インフルエンザのパンデミックを中部国際空港（セントレア）の街で体感．感染コントロールの難しさを実感しました．2012年8月より社会医療法人大雄会，総合大雄会病院で循環器内科・ICTに従事．2016年には同病院の感染症科の立ち上げ，2017年に診療部長に就任するととともに循環器内科の医長として「二刀流」で従事しました．

そんななかの2020年1月末，テレビ出演をきっかけに市民，メディアとの対話を考え，社会の分断を阻止するべく退職前の有給休暇を全てメディア活動に充てました．また病院では新型コロナ感染症対策を先読みしつつ，並行して行いました．

2020年4月より愛知医科大学循環器内科助教に就任．循環器診療時の感染コントロールをメインに対策を行いました．2021年3月に医学博士を取得しています．

大学に転勤すると同時期，コロナ禍で進む社会の分断を憂い，「優しさの連鎖」を繋げるため，2020年4月28日よりWeb市民公開講座，「参密奪回作戦」を開始．2021年より「真・参密奪回作戦」と名称変更，協力メンバーも追加し月2回のWeb市民公開講座活動を行いながら，SNSでの発信に加え，業務時間外，祝祭日を中心にテレビを中心としたメディア出演を行っています．最近，夏川草介さんの小説『臨床の砦』にコメントさせていただけたこと，そして帯に自身のコメントが載っていることは本当に嬉しかったです．

主な情報発信の手段：**Twitter** **Instagram** **Faceboook** **YouTube** **TV** P.100 へ

初期臨床研修医時代

　愛知県常滑市は中部国際空港を抱える人口6万人超の街です．私はその街の病院，常滑市民病院で初期臨床研修医を開始しました．250床ほどの病院で市には1つしかない救急病院でした．しかも研修医の数は学年で「1」．私は15年ぶりにやってきた臨床研修医，ある意味この病院でのパイオニアだったのです．

　狙いはもちろんありました．1つめは「症例の独り占め」です．

　2年間の研修生活で譲り合いは避けたかったのです．自身の性格上，他の人に「この手術入らせて」と言われた際には僕は脇を埋める仕事をしがちなことを学生の時から自覚していました．欲張りな2年間のために作戦を練ったのです．

　2つめは「暇な時間を作らない」でした．

　各科ローテーションの際，偶然空いてしまう「暇な時間」が必ずあります．なので他科で診療を行うことをしたかったというのが大きな狙いでした．例えば午前中外来診療についた後，午後がフリーならば手術室へ駆け込み硬膜外麻酔を行ったり，カテーテル室で下肢の治療に参加したり，と走り続けた感覚でした．

 ## 感染症を志すきっかけ

　初期臨床研修医1年目の夏，感染症のセミナーが他病院であったのがきっかけです．その際，かの有名な青木眞さん（感染症コンサルタント）にお会いしたことが始まりです．感染症には全て理由がある，ロジックを用いて治療を行う，そして抗菌化学療法に魅力を感じたのも青木先生との出会いがあったからでしょうね．ここが私の起源です．そして「感染症からはどの科に進んでも逃げられない」という考え方はこの時から培ったものなのです．

 ## 新型インフルエンザ

　2009年，新型インフルエンザが大流行した際，テレビは連日発熱した人や新型インフルエンザ感染疑いの人たちが乗った飛行機を追いかけていまし

JCOPY 498-14812

た．そして空港からの発熱患者＝新型インフルエンザの疑いがあるという患者さんを診療することになったのです．当時は感染症専門病院に搬送する約束になっていた疑い症例があっという間にオーバーフロー，おまけに当時水際で食い止めるはずの検疫が旅客の乗った飛行機が到着する時間内で既に終了していることを知りました．よって発熱患者さんがスルーされて国内に入ってくる現場，そしてその患者さんが救急外来へ押し寄せる光景を見たのです．

新型コロナウイルス感染症とメディア

　出会いの瞬間は偶然にやってきました．2020年1月21日のことでした．外来診察中に1本の電話が．「中部日本放送（CBC）から後藤先生に出演依頼です」と．最初は何かの間違いだと思い電話交換の方にお断りを入れたくらいでした．するともう一度電話がかかってきて「CBC，ゴゴスマの〇〇と申しますが新型コロナウイルスのお話で出演いただけませんか」だったのです．その日の午後は幸いカテーテル手術もなく出演可能であったために午後からテレビ局に向かいました．もちろん初めての経験でした．何故か不思議と気負いも緊張もありませんでした．最初の出演から今まで一度たりとも売れたい，とか目立ちたいと思ったことがないからです．むしろ混乱していく世の中は2009年に経験していたため，社会が混乱していく流れを食い止めたい，の一心でした．勉強の時間と悩む時間はこの時から激増したようにも思えます．

どのように情報発信を行っているか

　私の活動は基本的には臨床医としては循環器内科の仕事を中心に，感染管理，地域医療，そしてプロバスケットボール，Bリーグのチームドクターの仕事を講演会，SNSで発信しています．また，テレビや新聞，雑誌でのお仕事も時折要請があれば休日や祝日，時間外で出演しています．

SNSでの発信

　元々はFacebook，Instagramを趣味で始めていました．その利用は年々形を変えていきました．本格的に卒後の医学教育に携わるようになってからは

社会の混乱＝見ているものがそれぞれ違う

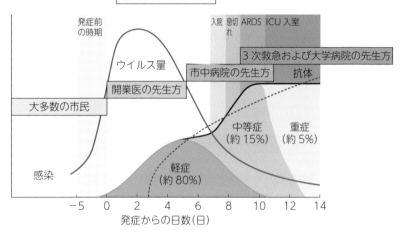

図1 社会の混乱

（Cevik M, Kuppalli K, Kindrachuk J, et al. Virology, transmission, and pathogenesis of SARS-CoV-2. BMJ. 2020; 371: m3862 より）

メディア出演とバイオリズムの推移

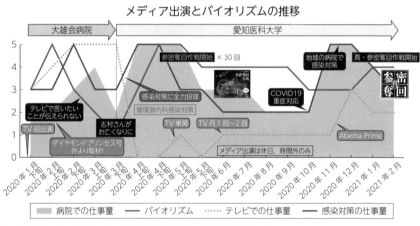

図2 これまでのメディアとの付き合い方と活動年表

New England Journal Medicine はじめ医学情報を得るためのツールにもなっていきました．Twitter の本格的な使用は日本循環器学会学術集会からでした．今では発信だけではなく，むしろ学びのツールとして私の生活に重要

JCOPY 498-14812

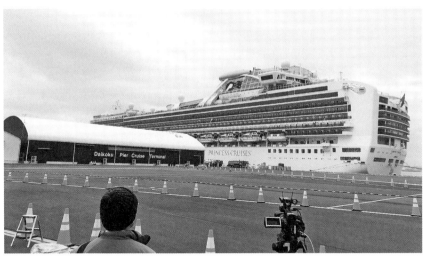

図3 環境感染学会時, 大黒ふ頭で撮影したダイヤモンドプリンセス号（著者撮影）

なものになりました.

メディアとのコミュニケーション

　特にテレビの人たちと関わり合うときに, まずはリスペクトを持って関わり合いを持とうと思いました. その道の「プロ」ならば自身の「プロ」としての意識を持ってお話ししようと. ただ,「こう言ってください」「ああ言ってください」, スポンサーがついているので「こういうことは言わないでください」といったことがありました. そこは私の望むメディアとの対話ではありませんでした. いつしか私はメディアと戦うという姿勢に変わっていってしまったのです. 現在はその姿勢からは変化がみられています.

炎上への対策

　正直ここは心を痛めました. キーワードは著名人の死と治療薬です.
　志村けんさんが亡くなった日が私のテレビ出演の日でしたが, その際にはかからない感染予防の努力とかかっても耐えられるだけの増悪予防に努めてください, と伝えました. もちろん志村さんのことは好きなタレントさんでしたし, 僕自身も心は痛みました. しかしながら医師としての職業上, 一人の人の死からどう学ぶか, そこが重要であり冷静に分析してこれからに繋げ

ることに徹底しました.

　また我々医師は薬剤の効果をしっかりとした臨床試験で決めていくのが常ですが, 未だに効果がある可能性がある, の時点で飛びつく傾向にあります. ファビピラビル（アビガン）の使用に関しては特に, でした. タレントさんが使用されて「この薬がすごく効いた」と言えばまるで魔法の薬のように崇め奉られたのです.「これからまだ試験結果を待たねばならない, 捨てるものでもなく, 拾いすぎるものでもないという冷静な判断が必要である」と 2020年5月の放送でお話ししました. しかし「こいつのせいでいつまでも治療薬が使えない」といった酷く心無い言葉を浴びせかけられることがありました.

　炎上を人生のなかで経験したことがありませんでした. 炎上への対策としては, ① 反応しないこと, ② 炎上しているさまを眺めることが非常に重要だと感じました. 炎上させようとする人に対して反応するとさらに山火事のように広がっていき, 自身の伝えたいことが全く伝わらなくなるといった逆転現象になります. よって一度炎上の全体像を俯瞰して, 基本は自身の伝えたいことを淡々と伝え続け, 鎮火を待つといった姿勢でしょうか. 今ではそれがベストと感じています.

　よって「情報を選別する目」と「鈍感力」が必要だということもこの時に学びました.

　今ではどうなのでしょう, 人々が忘れかけていっているアビガンに対して未だにフェアな試験でポジティブなデータが出ないか, そう思ってまだ追いかけているのはむしろ逆転して私なのかもしれません. 苦笑いですが.

　人は忘れていく生き物です. 性善説かもしれませんが, 炎上させた側も今では行動変容しているかもしれません. 伝え続け, 辛抱強く待つという行為も大切なのかもしれませんね.

▌Web 市民公開講座・参密奪回作戦 / 真・参密奪回作戦

　2020年4月, 竹田陽介さん（株式会社 Vitaly）, 岸拓弥さん（国際医療福祉大学循環器内科）とともに Web 市民公開講座, 参密奪回作戦を開始しました. ここにはメディアで伝えられなかったことや, 今忘れ去られてしまっている「優しさの連鎖」をキーワードに Zoom を使ったリモート講座ではあるものの, 参加・密着型＝参密としてチャットなど, コメントや質問をもらいながら進めていく双方向型 Webinar としました. そして私の前任地の同僚である竹内一さん（加治木整形外科病院）, 大竹正紘さん（東京都立墨東病

JCOPY 498-14812

院）を加え，さらにサポートメンバーにも恵まれながら活動を拡大してまいりました．

　2021年2月からは真・参密奪回作戦と題し市民に心の平穏を，そして荒んだ世界に一筋の優しさの光を照らせるようにメンバーを増やしさらにパワーアップして活動を続けています．

　「俺たちは強い！」

　そう，スラムダンクのワンフレーズのように皆優しくもしなやかに強いチームメイトなのです．今私自身が何度でも立ち上がれるのは良い人に囲まれている，私の最大の長所が生きているのだとも思っています．

情報発信をするうえで気をつけていること

　「わかりやすく」「的確に」そして「短くまとめる」を常に意識しています．また最近は特に振り返ることを重点的にしています．修正を加えることも重要なことです．

　伝えるという行為＝作用すれば当然ながら反作用があるわけで，このインフォデミックな社会のなかではいろいろな考え方の人がいます．優しさを乗せて連鎖を起こすためには感情をしっかりとコントロールした人間が「事実」「真実」にその先の起きうることまで予測して発信するのが重要ではないでしょうか．また，時にはタイミングを見計らう力や場合によっては伝えない勇気を持って対応することも必要だと感じています．火に油を注ぎ社会の分断を深めるのではなく，機が熟すのを待つようになったのもスタンスを修正した結果ですね．特に反対意見がどうして起きているのかを逃げずに考えるようにしています．なぜその考えに至ったのかを考えるようになってからは双方向からの視点をもって話をできるようになったとも感じています．これこそ「鳥の眼で俯瞰する」ことなのでしょう．

　メディアでのスタンスは基本的にはずっと変わっていません．時に相手側のニーズに対して応えない自分をしっかりと残すようにしています．「視聴率」に対して私のアウトカムは「優しさの連鎖」なので社会の分断を生むコメントはしないスタンスを徹底しています．最近では担当者さんがSNSや市民公開講座を見ていてくれて，「先生の今回特に伝えたいことは何ですか」と聞いてくださることも増えました．嬉しい変化ですね．

情報収集の方法

　雑食に，貪欲にさまざまなものから情報を得る習慣がつきました．医学論文を読むのもそうですが，SNSをうまく活用することが多くなりました．特にTwitterは岸さんが日本循環器学会の情報広報部会で精力的に活用されていることから本格利用し始めましたが，フォローする人をしっかりと選ぶことで信頼できる情報クラスターを形成できているようにも思えます．優秀な先人たちに感謝ですね．

おわりに

　コロナ禍のここ2年弱はまさしく駆け抜けてきたな，という感覚です．人生のなかで常に頭では何かを考えている時間が続いています．今のこの社会に対して自分が貢献できる部分や役割を考え，そして素晴らしい仲間と挑戦しながら「優しさの連鎖」を生む戦いを続けようと思います．また人生においてもこれだけ人や社会のことを考え続けた2年はありませんでした．一生涯，人として勉強を続けていかねば，ですね．

　最後になりましたが，困難なコロナ禍においても私の良い人たちとの出会いはむしろ加速しています．今回貴重な機会をくださった中外医学社の皆さん，株式会社メディカルノートの皆さん，そして代表の井上祥さんもそうです．御礼申し上げます．本当に有難うございました．

((A))

Twitter @dr_reiji7
Faceboook https://www.facebook.com/reijigoto
Instagram https://www.instagram.com/rj_number7/
YouTube 病院マーケティングサミットJAPAN（真参密奪回作戦／参密奪回作戦）
TV ゴゴスマ，チャント！（CBC/TBS系列），AbemaPrime，過去には，グッとラック！（TBS系列），とくダネ！，めざまし8（フジテレビ系列），報道ステーション（テレビ朝日）など

JCOPY 498-14812

PERSON 13

患者を全人的に捉え，人生の枠組みの一つとして疾患を捉える取り組み

TRC 発信活動

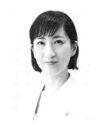

上條由佳

医療法人社団善仁会 中田駅前泉クリニック 院長
医療法人社団ときわ 理事

横浜市立大学医学部卒，東京医科歯科大学大学院卒．日本内科学会専門医・指導医，日本腎臓学会専門医・指導医，日本透析医学会専門医・指導医，医学博士．
横浜市立大学附属病院，横浜市立大学附属市民総合医療センターにて初期研修医を経て 2009 年より日本赤十字社医療センター腎臓内科後期研修医，2012 年同病院腎臓内科所属，PD（peritoneal dialysis 腹膜透析）腎不全外来総括．2021 年 4 月より医療法人社団善仁会中田駅前泉クリニック院長就任．医療法人社団ときわ理事．横浜市立大学客員研究員．2012 年より全人的包括的腎不全医療（Total Renal Care: TRC）及び PD 診療普及のための医師及びコメディカル対象の研修，講演活動多数．第 23・24 回日本腹膜透析学会総会優秀演題賞，第 29 回東京 PD 研究会最優秀演題賞，第 17 回国際 PD 学会優秀演題賞受賞など．

((ᴀ)) **主な情報発信の手段：** … P.108 へ

 ## 情報発信をするようになったきっかけ

恩師との出会い

　2 年間の初期研修を終えた後，当時は約半数が医局外に出ていて，私自身，地元に近い出身大学で初期研修を行ったこともあり，外の世界で刺激を受けてみたいという気持ちも手伝い，日本赤十字社医療センターで専門研修を 3

年間，その後スタッフとして合計 12 年間勤務することになりました．

　そもそも私が医師を志した背景として，十数年透析医療を受けていた祖父とそれを支える祖母の姿を見ていたこと，幼い頃に病を患った家族の一員としての経験から，病は本人のものだけでなく患者周囲の生活や人生を巻き込むものだという認識で，家族も含めて人生に関わったり手助けすることができればと思ったのがきっかけです．一方で，医師になるための勉強，専門医のための専門技術や知識の獲得のために日々行う業務はそういった原点をともすれば忘れてしまいがちなほどに多忙で，時間的・空間的視野が狭くなりがちになってしまうのが実際のところです．医師になりたての我々が学ぶ医療は EBM（Evidence-Based Medicine）中心で，細胞レベルでのミクロな病態の捉え方，個別性を排除しマスとしてエビデンスを取り扱うことによるガイドラインや数値の扱いに慣れ，専門医を取得する頃には，患者さんと作るべき個別の医療から遠ざかってしまうことに伴う葛藤や障壁に悩む日々でした．

　そんな私に対する 1 つの解を教えてくださったのが恩師である石橋由孝先生でした．先生ご自身が同様の壁に悩んだ際に学び構築された心理学，死生学，現象学などの人文知による分野横断的アプローチをもとにした TRC（Total Renal Care）[1,2] は患者の QOL（Quality of Life）だけでなく，慢性疾患管理をも改善する可能性があることに驚かされつつ引き込まれていきました．そして医師や医療のあるべき姿に立ち戻ることができたことに大変感謝しております．

▌Total Renal Care 研修

　例えば腎疾患では検査結果による CKD（Chronic Kidney Disease）のステージごとに診療方針ガイドラインが異なるように，疾患管理のための食事や運動など生活指導，服薬管理などの教育的介入には患者の理解協力が大前提として必要であり，疾患受容ステージに合わせてアプローチを変えていくことが必要です．完治しない慢性疾患の場合，治療の先にある価値の構築が診療継続のためにも必要であると同時に治療の目的にもなり得るからです．また逆に，透析患者の鬱の有病率は 3 〜 4 割以上[3] と報告されており，生活制限とともにある人生を受け入れることが容易ではないことや精神心理・社会生活面，運動も含めた診療の重要性が明らかになってきています[4,5]．

　特に自宅で行う腹膜透析ではそういった多面的アプローチが治療に直結す

JCOPY 498-14812

るため，石橋先生は東京大学医学部附属病院在籍時代から腹膜透析や腎不全診療に携わる医師，看護師を中心としたコメディカルを対象にTRC研修を行ってこられていました．TRC研修では人文知の知見や腹膜透析，腎不全医療の知識の学習とともに臨床現場での診療アプローチでの外来見学の2部構成となっており，慢性疾患を有する患者の心理状態の学びから始まり，患者の疾患受容の変化やそれに伴う身体面への影響，診療実践，自施設でのチーム医療でのリーダー育成を目的としたものでした．

　私自身もこの研修を重ねることにより日々の診療が変化し，院内でのTRCを軸にした診療体制を多職種チームで構築し，2013年頃より約8年間，TRC研修の受け入れや講演会・教育セミナー・学会などで情報発信させていただくことになり，相互に刺激を受ける場となりました．

医療と社会の双方向での情報共有の必要性を感じて

　病院内で既に進行した疾患治療に励めば励むほど，より早期により多くの患者・患者予備軍への情報発信や啓蒙の必要性を感じるようになりました．また，在宅医療も経験していくなかで，心理的・社会的・身体的な問題で病院への受診行動が取れない患者さんが多く存在すること，慢性疾患管理が困難な患者さんの中には身体的な問題だけでなく社会的心理的にも行動変容が難しい背景が多く存在することからも，医療と社会の双方向での情報共有の必要性を強く感じるようになりました．

医療法人社団ときわ，サルスクリニックの立ち上げ

　アウトプット活動をしていくなかで，医師と患者をつなぐ「メディカルノート」での記事執筆を担当することもありました．代表取締役の井上祥先生のご縁で医療法人社団ときわの理事長小畑正孝先生と出会い，患者に寄り添う在宅医療での理念に共感しました．小畑先生は東京大学医学部卒業後すぐに在宅医療の重要性を感じ，特に難治性小児疾患の患者さんが自宅で過ごせるようにと希少な小児在宅の立ち上げに邁進してこられました．

　慢性疾患患者さんへの早期からの効果的介入の必要性，啓蒙活動の重要性，TRCの概念への共感から，在宅医療の土台をベースに，TRCを軸にした慢性疾患の外来診療モデル「サルスクリニック」の立ち上げをともに行わせていただくことになりました．従来の医師による単職種での点での診療から，看護師・栄養士・薬剤師を中心に，臨床心理士や運動療法士も含めた多

職種による診療や生活習慣指導・情報提供をアプリやオンライン，場合により在宅医療も組み合わせながら診療と診療の隙間を埋め，心理面や食事・運動含めた多角的診療を点から線，線から面へ，空間的時間的制約を広げることで持続的で多面的な慢性疾患診療を行う試みです．

在宅医療を必要とする高齢者はもとより，末期腎不全や心臓血管病の基となる腎疾患や糖尿病，高血圧など生活習慣病は症状として出る頃には既に進行しているため，多忙な働く世代・育児世代・受診行動をとりにくい世代にも早期から受診の障壁を低くすることも目的の1つとしており，オーダーメイド型健康診断も組み合わせる予定です．

どのように情報発信を行っているか

▌D to D（医療者に向けて）：講演会，学会発表，シンポジウム，論文，書籍

医療者に向けての情報発信は，基本的にはオフラインでの発信を中心に，前述の TRC 研修，医師・看護師向けの講演会や教育セミナー，学会での共催・教育セミナーや学会発表などで，臨床研究などエビデンスをもとにした内容を発信させていただいております．そのほか，査読学会誌での論文執筆や，書籍や医学・看護雑誌への執筆などの寄稿を中心に，医療者が信頼できる情報源を中心に情報発信を行いました．同時に積極的に臨床研究を行いエビデンスの構築にも力を入れるようにしております．Facebook は利用しておりますが，あくまで顔の見える医療者間同士の情報共有の場として利用しております．

▌D to P（患者さん・一般の方に向けて）

広く一般患者に向けた発信方法として，株式会社メディカルノートなど医療情報プラットフォームを通した記事執筆や連載執筆など web 媒体を使用させていただいたり，インターネットリテラシーが高くない対象層に対して響かせたい場合は健康情報誌の執筆や新聞折込チラシなども活用することもあります．

また患者さんへの情報発信の1つとして，院内・外での腎臓病教室，患者会・区民公開講座などで参加型の情報発信および情報交換の場を作ってきました．そのほか，心理面から教育知識面，運動の内容まで幅広いテーマで

DVD を作成（現在は YouTube へ移行）しました.

　患者間の情報共有やピアラーニングは慢性疾患患者において非常に重要な位置づけでもありますが，個人情報や危機管理の問題もあり，腎臓病教室の一環として参加者を小グループに分けて参加型講義にしたり，医療者が仲介役となることで情報共有での発言内容や誤情報，危険な行動や言動の管理を行いました. また，闘病しながらも趣味や価値を探索し生きる希望を見出すという目的で，患者さんの趣味や特技を披露する場を講義の合間に設けたり，時には患者さん自身が登壇し生活管理の工夫や受け入れまでの過程をお話しいただくなどの場も設けました. 慢性疾患診療の場合，発信側が必ずしも医療者自身ではなく，患者さん自身が代わりに発信することで，患者さんにとってはより響く内容になり得るということもあります.

医療広告ガイドラインへの対応／炎上への対策

　基本的にはオフラインを中心とした発信，院内・社内・学会内コンプライアンス内での発信，主観的表現はできるだけ避け，客観的エビデンスをもとにした情報発信を行っております.

　また対象により情報発信の仕方を分けることも重要かと思っております. 例えば，広く一般の方に啓蒙したい内容であれば普段目につくような web 上の記事に，もう一歩踏み込んだ内容であれば検索しないと到達しないもの（例えばホームページや疾患専門記事, 院内配布物など）に，高齢者や地域の方々に対する情報であれば折込チラシや掲示などに，と発信方法を分けたり，内容にも変化を持たせております.

SNS

　現状では不特定多数相手への発信方法として利用しておらず，個人のFacebook は仕事関係者, Instagram はプライベート，と使い分けしながら顔がわかる方のみ対象の発信としております. 昨今では新型コロナ感染症を契機に最新の情報の入手が必要な状況ともなっており，今後は医療者間でのブログなどでの情報共有なども増えてくることも予想されます. ただ公開範囲は内容に合わせたものにすること，個人情報の管理を厳密にすることは非常に重要であり，可能であれば管理を別の方にお願いすることも1つかと思われます. また，メディアや一般の方の医療情報への感度も高くなっている現在だからこそ，発信する内容は科学的根拠を明確に記載すること，一部を切

り取られて別の見え方にならないよう細心の注意と管理を行うことが非常に大切かと思います．そのため，取材を受ける際や仲介がある場合は相手側の意図をしっかり把握すること，場合によっては安易な情報公開は控えることも1つではないかと個人的には考えております．

 ## 情報収集の方法

　基本的な医学的情報収集はPubMedなどで興味のあるテーマについての論文をアップデートしたり，勉強会や抄読会，学会参加，査読業務などになります．昨今ではzoomなどを利用したオンライン学会やオンライン勉強会が主流になってきたことから，以前より効率的に幅広くインプットできるようになったことはコロナ禍の副産物かと思い，限られた時間内で情報収集ができるようアンテナを広げるようにしています．

　現場とインプット，ディスカッションの繰り返しをある程度繰り返した結果，アウトプットにつながるものではないかと思います．ちなみに私の場合，医学的な情報や知識を高めるためには，やはり何といっても日々の診療を多角的な視野で行い一人一人の患者様に向き合うことだと思っております．そのうえでさまざまな疑問や葛藤，クリニカルクエスチョンが湧き出ること，そしてそれをもとに学会や論文，医学雑誌などで仮説や考察を広めていき，医療者間でのディスカッションを行ったり条件が揃えば臨床研究を行うこともあります．

　おもしろいもので，ある課題に対する考察のヒントというのは，場合によっては必ずしも医学的な学術誌に限らず，例えば私の専門分野である腎臓病領域でも，疾患管理のためにはバイオサイエンスに特化したものではなくむしろ日々の行動変容やそのための心理学的脳科学的分野，極端にいえば仕事を離れ一生活者としての家事や育児や，立場を変え患者や患者の家族としての視点にも転がっています．そういう意味では，さまざまな異分野の方とディスカッションする時間も，課題意識を頭の隅に持ちながら生活することも，通り過ぎてしまう情報を拾い考察する時間を持つことも，広い意味で重要なインプットの時間だと思っています．

JCOPY 498-14812

情報発信をするうえで気をつけていること

　過大表現や誤解される表現は避けること，主観的な表現でなく客観的で科学的なエビデンスをもとにし情報源を明記した発信を行うことを心がけております．また特定の医療機関や企業の利益に直結する利己的なものではなく，あくまで病院外の患者（予備軍）に向けた医療情報提供の一環として利他的な啓蒙活動・情報発信を行うようにしています．

　我々が日々日常の診療で繋がれる患者数には限りがあり，また既に進行している疾患治療が主であり，受診行動に簡単に結びつかない患者層も多くいらっしゃいます．情報発信の結果，病院のなかだけでは接することのできない患者層にアプローチし，一人一人への影響はごくわずかであっても，少しでも生活習慣などへの留意や早期の受診行動に結びつく結果，重症化予防や医療の質の改善へ貢献できればという思いで日々研鑽を重ねております．

 ## おわりに

　新型コロナウイルスにより，医学界も大きく変容を迎えております．今後は情報発信方法も変化すると考えられますが，大事な軸はぶらさずにしながらも変化に柔軟に対応し，質の高い医療の実践に従事し必要に応じた情報発信を行っていければと思います．

◆ 参考文献 ◆

1) Kamijo Y, Fujimoto S, Ishibashi Y. Total renal care approach for patients with end-stage renal disease. Contrib Nephrol. 2018;196:78-82.
2) 石橋由享, 上條由佳, 藤本志乃, 編. 絶対成功する腎不全・PD 診療 TRC (Total Renal Care) ―治療を通じて人生を形作る医療とは. 東京: 中外医学社; 2019.
3) King-Wing Ma T, Kam-Tao Li P. Depression in dialysis patients. Nephrology (Carlton) . 2016; 21: 639-46.
4) Gerogianni G, Babatsikou F, Polikandrioti M, et al. Management of anxiety and depression in haemodialysis patients: the role of non-pharmacological methods. Int Urol Nephrol. 2019; 51: 113-8.
5) Kimura H, Ozaki N. Diagnosis and treatment of depression in dialysis patients. Ther Apher Dial. 2006; 10: 328-32.

((╻A╻))

D to D（医療者に向けて）： 講演会 学会発表 論文 📖

D to P（患者さん・一般の方に向けて）： 患者会・勉強会 医療情報雑誌 パンフレット

　　　　　YouTube https://youtu.be/10PE4in0Aqs

サルスクリニック： Twitter @salus_tokiwa

　　　　　　　　Instagram https://www.instagram.com/salus_tokiwa/

JCOPY 498-14812

COLUMN 02

ストリート・メディカルとは？

西井正造
横浜市立大学先端医科学研究センター　コミュニケーション・デザイン・センター

武部貴則
横浜市立大学 / シンシナティ小児病院

　2018 年に横浜市立大学先端医科学研究センター内に，コミュニケーション・デザイン・センターという新組織が立ち上げられました．本センターで提唱しているのが「ストリート・メディカル」という新学際分野を示す概念です．

　私たちは「医療・医学の拡張」を目指しています．太古の昔から，医療は「病気中心」で全てが組み立てられてきました．しかし，時代が推移し，これまでの「病気中心」の考え方を改めなくてはならないような事態が起きています．病の質の変化です．第 2 次世界大戦後における人々の主な死因はがん，脳卒中，心筋梗塞などが主たるものに変化します．これは原因と結果が 1 対 1 の対応でない病気です．暴飲暴食，タバコや飲酒，運動不足など，生活の現場で規定される因子の総和が，最終的な疾患を構成するような病気です．つまり，医療が生活の現場で対処しないといけない必要性が浮き彫りになってきたのです．このことは，COVID-19 パンデミックにおいてより顕著になりました．いわゆる感染症という古くて新しい課題への対処においても，現代は都市化が劇的に進み，都市で居住する人，働く人が集中するということが起きています．実は，この都市化の流れというものは，加速度的に今後も増大すると予測されていて，2050 年には，全人類の約 68% が都市で過ごすようになるとも言われています[1]．つまり，新興・再興感染症拡大が起こりやすい状況が今以上に存在するようになる可能性があります．現在のコロナ禍において，ワクチン接種や医療者による救命措置がもちろん重要であることは言うまでもありませんが，感染拡大抑止に最も大事なのは，「マスクをする」「ソーシャル・ディスタンスを保つ」「3 密をつくらない」「手指消毒」など人々の生活に根差した日々の行動の変容がもっとも大事になってくることを皆さんも実感されて

いると思います.

　これらに対し，従来型の医療のスタンスからは有効な策が出てこないのではないでしょうか. 医療・医学側からは「病気のためには，〇〇をしてほしい」と述べることができるのみで，情報の受け手は，意識を高く持ち，不断の努力でやるべきことを実践してくしかないという構造になってしまっているのが現状です. それを一般市民が生活のなかでどうやったら無理なく実践できるか，ちょっとした工夫や巧みな環境設計をすることによって，それらの実践をサポートするような学術体系を今こそ作るべきなのではないかということで生まれたのが「ストリート・メディカル」という概念です. この言葉にはいろいろな意味が込められているのですが，肝になるのは，「医療が病院を飛び出して，ストリートで活用できるようなものを次々と生み出せるような実践分野になるべき」という願いに基づいています[2].

　そして，ストリートで活用できるために今，最も私たちが重要と考えているのが，そこに人々を Happy にする要素が入っているか否かという問いです.

　最近のイギリスの大規模研究で，都市部の緑化が人々の BMI の低下に関連しているという報告が出ています[3]. 機序までは本報告では明らかになっていないのですが，都市部に街路樹の緑が植生されることによって，「気持ちがいいから外に出たくなる」「木陰で歩くのが楽しい」などという人々の happiness を緑がアフォードし，その結果として，健康に貢献するという新しいアプローチ方法がここでは示されていると私たちは捉えています. 私たちはこれを「幸福　経由　健康」とよんでいます. これまでは「健康というものは，人が幸福になるための条件だ」と考えられていたかと思います. もちろんこれも一側面の真実なのですが，私たちは，ストリート・メディカル研究実践をする際に，人々の幸福と健康の双方を高めるような因子を発見し，それを実装して，それが人にどのような作用を及ぼすのかを検証するという新しい学際研究の潮流を創り出したいと思っています. それにより医療・医学がアップデートされ，人々の幸福をも扱う領域になることを目指しています.

JCOPY 498-14812

参考文献

1) World Population Prospects: The 2017 Revision | Multimedia Library - United Nations Department of Economic and Social Affairs. Published June 21, 2017. Accessed May 6, 2021. https://www.un.org/development/desa/publications/world-population-prospects-the-2017-revision.html

2) 武部貴則. 治療では遅すぎる. ひとびとの生活をデザインする「新しい医療」の再定義. 日本経済新聞出版. 2020.

3) Sarkar C. Residential greenness and adiposity: Findings from the UK Biobank. Environment International. 2017; 106: 1-10.

PERSON 14

情報発信は諸刃の剣．社会善にも社会悪にもなりうるなかで，いかに善に資する発信をするか

峰　宗太郎

米国国立研究機関　博士研究員
予防医療普及協会　顧問
こびナビ　副代表
新型コロナワクチン公共情報タスクフォース　代表幹事

神奈川県立湘南高等学校普通科卒，京都大学薬学部総合薬学科創薬科学専攻卒，名古屋大学医学部医学科卒，東京大学医学系研究科病因・病理学専攻修了．医師（病理専門医），薬剤師，博士（医学）．国立国際医療研究センター病院初期研修医（外科系病理コース）・後期研修医・医員．国立感染症研究所，獨協医大埼玉医療センター（腫瘍センター / 病理診断科　助教）を経て 2018 年より米国国立研究機関博士研究員．一般社団法人予防医療普及協会顧問，こびナビ副代表，新型コロナワクチン公共情報タスクフォース代表幹事など．

(((A))) 主な情報発信の手段：**Twitter** **HP** **Yahoo** 📖 …　→ P.121 へ

 ## 情報発信をするようになったきっかけ

　情報発信をするようになったきっかけは，ふとしたことから興味を持って始めた SNS である Twitter を活用するようになったことと，個人的な日記や記録としてのブログを始めたことでした．それまでは情報発信についてあまり深く考えず薬剤師や医師，基礎研究者として活動してきましたが，情報収集は各種文献などが中心であったこともあり，SNS をはじめとするネット空間にどのような情報が流れ，どのような人が利用しているかということについてはそれほど詳しくありませんでした．

JCOPY　498-14812

　2015 年ごろから SNS（それ以前には mixi，その後まずは Facebook，のちに Twitter）を本格的に使い始めたところ，その「ネット空間」は，非常に玉石混淆で独特な情報空間の広がりであるということを強く認識しました．学位取得後，大学病院勤務を経て 2018 年にアメリカに移ってからは，軽い気持ちでブログを始めたのですが，情報提供をすることについて，さまざまな課題があることにすぐに気づきました．

　特に，医学・医療情報や健康にかかわるネット上での情報については，正確さを欠く情報であったり，明らかに誤った情報であったりが，非常に多く流布していることが容易にわかりました．また，情報の受け手にもさまざまな知識レベル・リテラシーレベルの人がいるだけでなく，その取得法，精査の仕方，解釈の仕方などについても，基本的なことが理解されていない，教育されていないといったところからさまざまな問題があるということを認識しました．そのような観点から世の中を見返してみると，書籍・雑誌・新聞・テレビ・ラジオなどのいわゆる「オールドメディア」においても情報提供およびその受け手の問題が広くひろがっており，社会に対して善をなしているのか，という観点からも，相当に深刻な状況であることも見えてきました．

　そこで，身近な医学・医療・健康関連の情報を，正確性を損ねずに，できるだけわかりやすく，広い層にむけて適切に発信することは研究者や医療者にとっての，現にそこにある，そして，今後の重要な課題であろうと考えて，特に Twitter 上から情報発信をするようになりました．はじめは雑学的なものや，あきらかな過ちを指摘するもの，公的な情報源を紹介するものを多く扱っていましたが，徐々に専門としているウイルス学や免疫学の観点からワクチンについての情報発信などを行うことも始めるに至りました．

　ワクチンについての情報提供を始めたころから，正しくない情報や誤った情報をもとに積極的に言論空間や現実世界で活動する人たちや，情報発信者に対して反発などをする人たちからも多くのフィードバックなどを受けるようになりました．明らかに誤ったりおかしかったりする情報を意図的・非意図的を問わず発信・収集・拡散している人や，それらに影響された人たちの問題についてもそのころから考えるようになりました．

　当初より，社会に善をなすための情報提供，という考え方が重要であると思っていましたが，特に，情報というものは諸刃の剣であり，人を容易に不幸にもしうるということを意識しつつ情報発信活動をすすめるようになってきたというところがあります．

どのように情報発信を行っているか

　Twitter やブログから始めた情報発信活動でしたが，その後さまざまなご縁をいただき，媒体の幅を広げ，Twitter に連結した第三者サービスである「マシュマロ」（https://marshmallow-qa.com/）という匿名質問—回答プラットフォームや，Instagram，Yahoo! ニュース個人などのオンライン媒体，書籍，ラジオ，テレビなどでの発信を行うとともに，団体活動なども行うようになりました．

　Twitter / マシュマロでの情報発信はフィードバックを常にうける双方向的な形で行っており，これは 3 年以上毎日欠かさずに実施しています．Twitter 上にはコンタクトをしていただくたためのフォームを設置し，他の媒体などからの取材や仕事依頼を受けられるようにしています．SNS 外での情報発信については，以下各論で述べますが，いただいた仕事に対してできるだけ対応できるようにしているほか，私より適任の人がいる場合には積極的に紹介することを心がけています．

Twitter とマシュマロ

　Twitter においては情報発信という観点にこだわりすぎずに自由に発言をするようにしています．これは，フィードバックを受けることや，情報収集活動も含めて行っているためです．特に，マシュマロという匿名での質問に対して回答をできるプラットフォームを利用して，広くいただいたコメントに対して回答を行うことをしています 図1 ．このやりとりを比較的フランクに行うことで，ある意味で医療従事者であり専門家でもある立場をもつ情報発信者でもある，自身との距離をあまり感じずにやりとりができる，「閾値の低い」やりとりを構築できていると考えています．特に注意している点は，個別の医療相談には答えず，医療関係については一般的な事項の情報提供にとどめることや，緊急性がありそうな場合には速やかな受診を勧めることといったことに加え，政治・宗教・スポーツなどの論陣等が分かれる事項にはあまり深入りしないことなどです．欠かさず情報発信をすることも重要であると考えており，3 年程度ではありますが一日も欠かさずやりとりをしており，おそらく回答したマシュマロの数は 10 万通を超えています．また，Twitter においてはのちに述べるように情報収集の役割も持たせるため，公

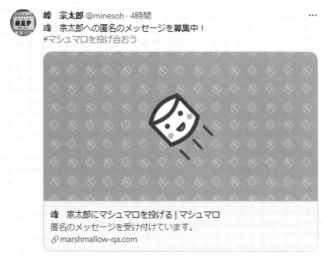

図1 マシュマロの募集画面

的アカウントや医療従事者仲間のアカウントなどをリストとして作成し，毎日定時に確認するようにしています．

Yahoo! ニュース個人とオンラインマガジンなどの媒体

　Twitter を用いての情報発信活動などを経て，Yahoo! JAPAN において個人のニュース記事などを投稿する活動も行っています．こちらは，専門家としての観点から，話題のニュースなどを解説した記事を投稿することをしています．できるだけ平易な言葉で，正確性を損ねずにかつ，タイムリーな情報を出すことを目的としており，担当編集者と必ずやりとり・相談をしながら，専門分野とする領域に絞った解説記事を書いています．文字数が 4,000字を超えてしまうと読者をつなぎとめることがかなり困難になるということもあり，コンパクトさも意識して発信をしています．特に新型コロナウイルス（SARS-CoV-2）とそれによる感染症（COVID-19），ワクチンの話題については，他のニュースなどの誤りを指摘するような検証・概説記事を提示したり，現在わかっていることをまとめる形での総論的な記事を書くことを意識しています．

雑誌・新聞等の紙媒体およびラジオ・テレビ

　雑誌や新聞，ラジオやテレビ番組といったいわゆる「オールドメディア」への出演・コメント，取材対応・監修等の情報発信も行っています．基本的にご依頼いただいた時点で，討論のテーマや放送内容の方向性などを確認させていただき，発信時点で妥当な内容であることをお引き受けの条件の1つとしています．これは，誤った内容や誤った方向性を有する情報発信による弊害を少しでも減らしたいという考えからです．もう1つの条件は，収録ではなく，最大限生出演をお願いすることです．これは，報道や情報番組においても「編集権」「切り取り」によって正確な情報伝達ができなくなることを懸念してのことです．情報提供においては，ニュアンスや方向性というものは非常に重要であり，そのような細部にまで留意できるか否かは出演の条件になります．

　紙媒体の場合には事前の原稿チェックを必須条件とし，かつ，最終的に掲載可能かどうかは直前まで判断権をいただくことにしています．オールドメディアの影響力はいまでもすさまじく，誤った情報やミスリーディングとなる情報提供は大きな影響を容易に世に与えます．どこまでも慎重な対応が重要と考えています．

団体活動「こびナビ」

　COVID-19およびそのワクチンである新型コロナワクチンについての正確な情報を発信するプロジェクトである「こびナビ」を2021年1月より行っています 図2 ．有志の医師・研究者が集まって発足したプロジェクトですが，この団体では，「オウンドメディア」ともいえるSNS（Twitter，Facebook，Instagram）や独自のサイト，YouTubeなどを使っての情報発信活動を行っているほか，メディアへの取材対応・監修，そして他の団体と連携しての助言業務や情報提供・分析などをうけています．この活動ではメンバーがさまざまな立場からそれぞれの専門性をもって活動をしていますが，相互に確認・チェックを行い，団体として信頼性を損なわないように気をつけながら正確な情報を，根拠と理路を示した妥当な解釈とともに，広く，易しく発信することを心がけています．

JCOPY 498-14812

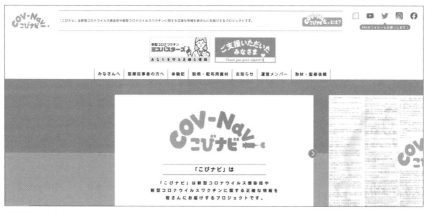

図2 こびナビサイト

書籍出版

　書籍出版については，新型コロナウイルス関係で共著の対談本および監修本を発刊しました．書籍は読み手を選びますので他のメディアよりは自由に発信ができ，内容の難易度や範囲をコントロールできるものと考えていますが，その分，リーチできる層は限られます．また，書籍に掲載する情報にも消費される期限があること，訂正は容易ではないことを意識し，先にまで役に立つ内容を盛り込めるように心がけています．さらに，フィードバックなどはやや受けにくい部分もあるため，それを補う目的で，他の媒体での情報発信活動においても，書籍について，積極的にフィードバックを受けることとしています．

医療広告ガイドラインへの対応 / 炎上への対策

　医療広告ガイドラインに抵触する情報提供は行わないこととしています．解釈的にもグレーな領域にも触れないようにしています．個別の医療相談はお断りし，一般論としての解説などを中心にするように心がけています．

　大きな炎上を経験したことはありませんが，基本的なルールを順守すること，ネットリテラシーをはじめとするさまざまな遵守事項・テクニックを常に学ぶことは意識しています．特に，政治・宗教・スポーツなどの論陣や党派性が強く生じうる話題には深く入り込まないようにすることや，個人情報などをはじめとする情報の取り扱いには十分に注意すること，誹謗中傷や名

誉棄損などに当たる言動を行わないようにすることなどと合わせ，読みやすく誤解・誤読の生じにくい，一意的に内容の取れる平易な文での発信を心がけることなどをしています．

 ## 使用している情報発信ツールの活用方法

　情報発信ツールの活用についてはここまでに述べたように，その特性に応じての使い分けをしています．双方向のやりとりができ，情報発信かつ情報収集のツールとなるオウンドメディア，一方的な発信となりがちではあるものの多くの方に「プッシュ型」の情報を届けられるオールドメディア，自由な更新が可能で後にも検索できるブログなど，それぞれの特性を把握して，自身の目的に沿った情報発信を行えるようにしています．

 ## 情報発信をするうえで気をつけていること

　大きな原則は，善をなすこと，そして自身は情報発信の素人であることを忘れないこと，です．自身が素人であることの意識は忘れないことがまずは重要であると考えています．

　情報は容易に人の財産，健康，命といったものを奪うことがある，特に現代の，そして現実に直結した，非常に重要な社会の基盤的なものであることを常に意識しています．

　誤った情報や不正確な情報，意図的に人に害悪を及ぼそうとするような情報が流れれば，それをもとにして情報の受け手が行動を変容したことなどにより，容易に実害が生じえます．心情などに配慮しない情報はそのまま誰かの心を傷つけ，人生に影響を与えうることになりかねません．

　情報の扱いというのは，きわめて精密・厳密に，気を遣い，気を抜くことなく，常に精査し，考え，悩みながら，躊躇しためらいながら行うべきものであると考えています．個人情報や機密情報をはじめとする機微に触れる情報に限らず，情報発信の「TPO」，発信主体への信頼性を損ねないこと，有害とならないことなどの重要さを意識し，常に情報発信において気をつけることは何か，この情報提供の結果が他者に，社会に，何を及ぼすのかという問いそのものを忘れないようにしています．

JCOPY 498-14812

各論的なことでは，強い言葉や差別を助長するような表現を用いないこと，攻撃的なやりとりはできるだけ控えることなどは，炎上対策でもありますが心がけています．

　情報発信の内容にも工夫をしています．ただ消費される情報や雑学となってしまう情報を流すだけではなく，情報にいかに向き合うか，情報を扱うということやリテラシーとはどういうことか，という，「情報教育」的な面に資する情報を，特に提供することを心がけています．これは，発信者である私自身を信奉させないことなども含みます（権威主義や属人主義の排除は重要な課題であると捉えています）．また，学術的な場での主張などとはことなり，自己の主張したいことを一方的に述べるのではなく，社会からどうみられるか，社会にどのような影響を与えうるか，望ましい情報提供の見本となり得るか，なども意識し，研究者倫理・医療従事者としての倫理などを常に考え，一方的な自説呈示などをくどくどと行うことなどをしないことなど，規範的な側面にも配慮を行っています．どこまでも，個人の見解を披露するのではなく，できるだけ公的情報や，学術団体，複数の専門家の見解が一致してできるだけ科学的に最善でコンセンサスが得られていると現認されるような情報源へのアクセスを導くことを意識しています．私自身の発信を信用させるのではなく，情報を取得し，検討する方法論や，情報源を提供することにつなげる，ということが非常に重要であると考えています．

　その他，特に学術的なことに関連する事項に関しては，言葉の定義，概念の整理，現状呈示できる根拠の丁寧な呈示（URL や DOI などの呈示），現在のコンセンサスや論点の呈示と解説などを，丁寧かつ明示して行うことを意識し，どこまでも自説開陳ではなく，情報を丁寧に紹介・仲介することを意識しています．

　情報提供を続けるということにはさまざまな困難もありますが，情報社会に生きる多くの人に資する情報発信をなすこと，社会に善をなすことを第一として情報を発信するようにしています．

情報収集の方法

　業務上のルーチンワークとして学術ジャーナルのリストをウェブブラウザーで作成して毎日巡回しており，新聞・雑誌などの定期購読は 20 年来行っています．ネット上の情報収集活動としては，Feedly（https://feedly.com/）と

いうサービスもフル活用しており，ニュース・報道関係，各種公的団体を含むウェブ上での情報発信のアップデート，注目しているブログなどの個人情報源のアップデートの確認などを行っています．また，海外の情報を含む医療系ガイドラインなどをまとめた情報サイトや団体のメールアラートは多数登録し，新しい情報を常に得られるようにしています．

情報収集にはその他に SNS を活用しています．Twitter や Facebook での情報取得，マシュマロを通じての多くの情報提供も重要な役割を果たしてくれています．さらに，友人・知人・同僚等よりの情報提供も重要であり，職場の研究グループ，研究リストサーブ（メーリングリスト），個人的な人脈での情報交換はできるだけ丁寧に，頻繁に行うように心がけています．

さらに，情報発信・情報リテラシー関連の書籍はできるだけ購入して読み，勉強をするようにしているほか，大学などが提供するオンラインコースの受講等で情報と社会の関わりについての専門家の知見を得ることをしています．

おわりに

情報発信というのは，社会のなかでの大きな情報処理プロセスの一環ですが，これはその基盤である社会に密接に関連し，他者の幸福・不幸に直結することもある責任重大な行為の一つであると認識しています．人間社会へのポジティブな寄与を行えるという面ではやりがいもあり，人助けができることもある一方，関わり方，とくに発信の仕方や拡散の仕方を誤れば，容易に害悪となり社会に不幸をばらまくことになりかねません．個々人で勝手な意見を述べることのできる SNS の普及自体が社会を大きく変えていますが，医療資格を有するある意味での「専門家」や「プロ」は，特に顕名や立場性を明らかにしていると，情報発信の場合，パブリックな責任を強く伴うのが現実であることを忘れてはならない時代であると考えています．さらには，発信した情報の多くは消費されるものの，アーカイブとしてのこったり，社会に方向性を与えてしまったりすることにより，将来に影響し，未来の検証に曝されることも決して忘れてはいけないと考えています．

個々人の承認欲求や栄達，ビジネスのためなどのある意味で個々人のための目的のある「情報発信」というものも多くあるなかで，いかに公共に資するような情報発信を，発信主体が権威性を帯びることなく，無難に継続できるかということを意識するようにしています．

JCOPY 498-14812

HP https://www.minesot.com/

Twitter @minesoh

Instagram https://www.instagram.com/minesohtaro/

Yahoo https://news.yahoo.co.jp/byline/minesotaro

団体活動 （こびナビ） https://covnavi.jp/

情報発信は諸刃の剣。社会善にも社会悪にもなりうるなかで、いかに善に資する発信をするか

PERSON 15

医者の世界に風穴を
発信する医師団という試み

中山祐次郎
発信する医師団 代表

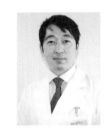

1980 年生．聖光学院中・高卒後 2 浪を経て，鹿児島大学医学部卒．都立駒込病院で研修後，同院大腸外科医師として計 10 年勤務．2017 年 2 月から福島県高野病院院長，総合南東北病院外科を経て，現在は湘南東部総合病院外科．2020 年京都大学公衆衛生大学院修了，修了時に優秀賞受賞，公衆衛生学修士．資格は消化器外科専門医，内視鏡外科技術認定医（大腸），外科専門医，癌治療認定医など．モットーは「いつ死んでも後悔するように生きる」．著書は『幸せな死のために一刻も早くあなたにお伝えしたいこと』(幻冬舎新書, 2015 年)，『医者の本音』(SB 新書, 2018 年)，『がん外科医の本音』（SB 新書，2019 年)，小説『泣くな研修医』シリーズ（幻冬舎文庫，2020 〜 21 年）（テレビ朝日でドラマ化）．Yahoo!ニュース個人では計 4 回の Most Valuable Article 賞を受賞．現在は医師，作家，くつした収集家として活動をしている．

 主な情報発信の手段： 📖 Yahoo 取材応需

🌐 情報発信をするようになったきっかけ

▎なぜか恋愛相談に乗っていたころ

　2007 年に医師になってから，外科医として修行を積んできました．大腸癌を専門とした消化器外科医としてのキャリアを始めた 2013 年頃から，インターネット上の健康情報があまりに粗悪だということを実感しました．しかし本はそうでもないだろうと，本屋へ行くとベストセラーは「健康になりたければ○○だけすればよい」「こうすれば末期癌が治る」などといった，信頼性

の低い怪しいものばかり．なるほど，この国の健康情報は悲惨なありさまなのだな，と思ったのを覚えています．「なんとかしたい」と強く思ったものの，どうすればよいかわからず，とりあえず Facebook や 755 という SNS を使って，非医療者の方の質問に答えるなどしていました．健康や医療の質問のみならず，恋愛の相談にも乗っていた私はなんだったんだろう，と今では思いますが，とにかく一生懸命やれることをやっていました．

自著のヒット

　その後，数多くの挫折を超えていくつかの幸運が重なり，自著を出版する機会に恵まれました．2015 年に上梓した『幸せな死のために一刻も早くあなたにお伝えしたいこと　若き外科医が見つめた「いのち」の現場三百六十五日』という，異常に長いタイトルの本でした．もちろんこのタイトルは人気ミュージシャン B'z の「愛のままにわがままに　僕は君だけを傷つけない」を意識しています．この本で私は，「死を啓発する」というとんでもないことを試みました．あなたはいつか死ぬのだ，残念ながら 100%．だから今，「もし自分が来年死ぬとしたら，今日何をするだろうか」と考えてみないか．それが難しければ，「もし来年自由に動けなくなるとしたら，だれに会いに行くのか」「もし目が見えなくなるとしたら，どんな風景を見たいのか」を考えてみてほしい．そこからあなたの本当の人生が始まる．いつか来る死が，幸せな死になるかもしれない．このような内容です．「Memento mori（ラテン語で死を想え）」というキーワードで，若干 34 歳の私が殴り込んだ書籍の世界で，この本は大健闘をしてくれました．3 万部を超えるヒットとなり，70 歳代，80 歳代，そして 90 歳代の方などからも数多くのお手紙をいただいたのです．

マシンガンのように発信

　これをきっかけに，ウェブサイトでの連載が始まりました．友人が紹介してくれたヤフーニュース個人，そしてだいぶ強引に編集者さんに頼み込んで書かせてもらった日経ビジネスオンライン（当時．現在は日経ビジネス電子版）です．ヤフーニュースで私は月に 5, 6 記事を書き続け，ありがたいことに非常に多くの方々に読んでいただきました．ヤフトピとよばれる，ヤフーニュースのトップページに自分の記事が掲載され，友人や古い知り合い，親や親戚からも連絡がきて，勤め先の病院ではドクターやナースなどから「読

んだよ」の嵐．すさまじい影響力を感じ，私は思いました．「ここで私がマシンガンのように信頼性の高い医療情報の発信をし続ければ，この世界が少しマシになるかもしれない」と．文字通りマシンガンのように書き，すべての媒体を合わせると年間に 150 本の記事を書いていました．内容は多岐にわたり，タバコの害からがんの予防，もちの窒息や AED の使い方，うんこが茶色い理由……当たり外れはありましたが，どれもよく読まれました．一時期は Google で「医師」「医者」と検索すると私のヤフー記事が必ずトップに出ることもあったほどです．私個人の，すべての媒体の page view を合わせると日本人の二人に一人は私の書いた記事を読んだ，くらいになりました．自慢はこれくらいにしますが，私は本当に「マシンガンのように」書き続けました．

砂漠に水をやる

　しかし，頑張れど頑張れど，一向にインターネット上や本屋さんでの状況が改善したとは思えませんでした．welq という伝説のクソサイトの「肩こりは幽霊のせい」など劣悪な記事が Google 検索のトップに出ていて，やっとこさ問題になり閉鎖されるなどしていました．これは，もしかすると私のマシンガン作戦はまったく意味がないのかもしれない……．丁度その頃出会った人が二人います．一人は市川衛さん，当時は NHK の職員で，現在は「メディカルジャーナリズム勉強会」というものを主宰しています．もうひとりは石井洋介さん，消化器外科医から厚生労働省職員，医療コンサルタント会社などいろいろな活動をし，うんこを見ることでガチャが回るというゲーム「うんコレ」を作った人です．この二人に出会い，「そうか，一人でやらなくてもよいのだ！」と気づいたのです．アフリカのことわざで，「速く行きたければ一人で行け，遠くへ行きたければみんなで行け」というものがあります．まさにこの言葉通り，私は大急ぎで一人で行っていたのでした．少しずつ医療情報発信をする人が友達になっていきました．この世界にはいろんな人がいて，いろんな発信スタイルがありました．私のように文章を書く人がいれば，編集をする人，YouTube で動画をアップする人，ゲームを作る人，イベントをやる人……そういう人たちと出会うたびに気づいたこと，それは，「医療情報のチャンネルはいろいろあるし，あらゆるチャンネルでやったほうが多くの人に届く」ということでした．

JCOPY 498-14812

砂漠に花が咲く

　そこで私は「発信する医師団」という仲良しサークルを作り，医療情報の発信をしていたり興味がある友人の医師たちと，みんなであれこれ活動をし始めました．このグループを作ることで私が目的としたのは，「発信のオフェンス力を上げ（＝ノウハウをシェアし），ディフェンス力をまた上げる（＝リスクをシェアする），そして楽しくやる」ことでした．医者をやりながら医療情報を発信する人はマイノリティです．私も含め，変わった人が多いと感じます．だからこそ集まり，みなでやっていくことが継続性の点からも重要です．さらに言えば，私は「発信医」というキャリアを作り，もちろん収入もきちんと得られる，そんな医師像を作ることを目指しています．

　私の強いこだわりポイントは，「積み上がるキャリアになること」がまず第一点，そして「正当な対価が得られること」が第二点です．なぜ日本の医療情報を取り巻く状況がダメで，なかなか改善しないのか．理由は簡単で，やることのインセンティブがないからです．本当はないわけではないのですが，少なくとも医者個人がやるのはリスクの割にメリットが少なすぎます．「何を言っているのだ，この世界が良くなるのならボランティアでやるべき」という意見は，継続性の点から問題です．誰にでも生活があり，家庭があり，お金が必要です．医療情報発信には，この二点がまったくありませんでした．継続性と，広く多くの医師が発信をする世界を目指し，私はこの二点を重視しています．

 ## どのように情報発信を行っているか

　発信する医師団として，15人くらいの発信する医師と一緒にいろいろなプロジェクトをやってきました．たとえば健康関連の本の監修（村上和巳『二人に一人がガンになる』マイナビ新書，2019年）をみんなでやりました．それまで一人で健康本の監修をやったことはありましたが，複数の専門家で見ると一人でやるより遥かに高いレベルの監修が行えます．メリットを強く実感しました．他にはNHKの健康情報の番組へのアイデア出しという業務提携をしたり，仲間のドクターの発信デビューをみんなでプロデュースしたり，コロナ禍前にイベントを行ったりしました．さらには，メンバーが出す本の内容をみんなでファクトチェックしたり揉んだりする，論文でいう peer review をやっています．これは極めて高い価値があり，専門家で，かつ本を出しているような人に，それも複数に出版前原稿を見てもらい，誤りの指摘をはじめ「ここは言い過ぎでは」「この話おもしろいからもっと」と意見をもらいます．それにより原稿はブラッシュアップされ，間違いを書く危険はほぼゼロになるのです．もちろん私も大きな恩恵を受けていますよ．

　メンバーは日本各地，そして米国に三人いますので，普段は slack というツールで繋がり，そこで「こんな取材依頼きたけどどう思う？」や，「このニュースどう思う？　なにかアクションする？」など発信にまつわる相談をします．さらにはメンバーは直接の友達（知り合いよりは深いレベル）として繋がりあい，「こんな辛いことがあった」「炎上して落ち込んでいる」など，愚痴を言い合うこともしています．発信医という，従来の「普通の」医者とは違うことをしている変わった人の悩みは，同じくらい変わった人でなければ理解できませんから．

　そしてコロナ禍前は3カ月に一度東京に集まりミーティングと飲み会を，コロナ後はオンライン飲み会を定期的にしています．先日のミーティングは，「タイトルの付け方」で私の過去600本ほどのタイトル付けの経験からお話をし，メンバーみんなで意見を出し合うというものでした．なかにはYouTube メインの人もいて，媒体による違いもみえておもしろかったです．このグループについて私は，どんどん大きくしていずれは世界を獲る，という野望はありません．内部の心理的安全性を大切にし，みんな仲良く，ゆったり各自のペースで進めることを考えています．メンバーには医療メディアの編集者さんや，ウェブメディアの専門の人，新聞記者さん，それに弁護士さんもいますので，さまざまな角度から発信を支えています．この本の執筆者にも数人，メンバーがいます．

　私，中山祐次郎個人の話を少ししますが，私はそういうわけで今は自ら発信することは減り，人の発信をサポートしたり場を提供するなどしてます．コロナ禍の少し前，知り合いの編集者さんから忽那賢志先生という感染症の専門家をご紹介いただき，ヤフーニュース個人にご紹介しました．コロナ禍で，忽那先生の記事によりこの感染症の情報がかなり信頼性の高いもので伝わったことは周知の通りです．これまでにお伝えしたいことは過去のヤフーニュース記事と『医者の本音』『がん外科医の本音』にだいたい書いてしまいました．患者さんと医師のコミュニケーションエラーを減らすことを狙った『医者の本音』（SB 新書，2018 年）は 15 万部のベストセラーとなり，医療情

JCOPY　498-14812

報業界に一石を投じたのではないかと自負しています．医療情報の正しさや発信について学びたいと思い，臨床医を一休みして2018年に行った京都大学公衆衛生大学院では，「正しさについて」は学べましたが，発信については行動している人が少なく，学ぶ機会はほぼありませんでしたが．

　2019年に出版した自身初めての小説『泣くな研修医』では，もちろん小説が書きたかったのはありますが，エンターテイメントの形を借りた医療情報の啓発という側面もありました．私の関心事の一つに，「いかに届きづらい人に届けるか」というものがあります．がんにかかったとき，患者用ガイドラインを読む人ではなく，「がん　治る　方法」で検索をする人や，検索もしない人へのアプローチこそが必要なのです．その意味では，「物語としておもしろい」という「ふりかけ」をかけて，医療情報という白米を食べやすくしたのがこの小説出版でもありました．ですので小説には医療ドラマ・映画にありがちな感動的ないい話は極力排除し，救いのない，無念な，しかし今の医療の世界をそのままえぐりとったようなリアルな話にこだわりました．読んだ人が嫌になって途中でやめてしまうような，かつて研修医だった人が当時を思い出して吐きそうになるような，そういうものです．現役医師をフルでやりながら書くのですから，それくらいしか武器はなかった，ということもあります．ありがたいことに反響をいただきシリーズ累計で25万部を超え，2021年4月からテレビ朝日でドラマ化されました．

炎上への対策

　炎上は，誤った情報や行き過ぎた表現のときに起こるものですから，基本的にそれらを避けていれば大きな炎上は起こりません．私が過去に気をつけたこととすれば，拙著『医者の本音』の医者の恋愛の項で「男性の整形外科医はチャラい人が多い」と載せなかったことです．もちろん私はそう信じていますが，これは行き過ぎた表現であり，今なら書いていたら炎上したかもしれませんね．私は自分の書いた記事などで，特に炎上したことはありません．とはいえつい先日炎上し謝罪した件があります．それは，小説『泣くな研修医』のドラマ化のプレスリリースの日でした．リリースで，研修医を指して「学生以上，医者未満」というキャッチがでかでかと載り，「研修医は医者です」としてTwitterなどで炎上をしたのです．テレビ局はすぐに謝罪し撤回，私も謝罪をしました．テレビ局のほうからあらかじめデータをもらい，ちょっと迷いましたがまあいいかな，物語の内容としては間違っていない

し，と思ったのです．この認識が甘かった．法的には研修医は医者であり，さらに研修医の皆さんを傷つける結果となってしまったのです．

Twitter など SNS

SNS については，現在はほぼ Twitter のみで発信しています．内容も，記事や本出版の告知や，私の別の肩書である「くつした収集家」としてのくつしたツイートくらいです．フォロワーは 2.3 万人ですが，まあ楽しんでやっています．これくらいのフォロワー数だと，ツイートしたら本の売れ行きが伸びる，という実感はありません．以前どこかの書籍編集者に聞きましたが，「Twitter ならフォロワーは 10 万人はいないとたいした売上へのインパクトはない」そうです．ま，SNS はそれほどのめり込まずにやったほうが心の健康にはいいと思います．

情報発信をするうえで気をつけていること

一つだけ，信頼性の高い情報を，なるべく誤解のない表現で，しかしおもしろく発信することです．それができれば苦労しないのですが，しかしチャレンジし続けています．

情報収集の方法

私は臨床医としては大腸癌の専門家なので，そちらについては学会・論文・専門書で常に情報を入手しています．その他の医療情報は，やはり本での情報収集が多く，専門書を読むことが多いですね．なにより一番大切にしているのは，「自分ですべての情報を集めて頭の中に入れることは不可能」です．ですので，餅は餅屋と，専門家にすぐ聞くことにしています．

小説家としては，朝起きてから夜寝るまでのすべてが情報収集です．誰かが怒った，怒られた，へこんだ，泣いた，いらついた，ズルをした，いろんなことがあるもんです．大切なことは何を見たかではなく，見てどう感じたか，です．これは医療情報発信でも同じことですね．

JCOPY 498-14812

おわりに

　情報は増え続け，エントロピー増大の法則により世界は混沌としていきます．そのなかでどうサバイブするか，そのコンパスとなるような情報発信を目指していきたいものです．あくまで自分が楽しく，仲間も楽しく，を忘れずに．

PERSON
16

ゲーマー医師の「秋葉原っぽい」
情報発信

鈴木裕介
秋葉原内科 save クリニック

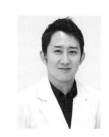

内科医・心療内科医・産業医．2008 年高知大学卒．内科医として高知
県内の病院に勤務後，一般社団法人高知医療再生機構にて医療広報や
若手医療職のメンタルヘルス支援などに従事．2015 年よりハイズ株式
会社に参画，コンサルタントとして経営視点から医療現場の環境改善
に従事．2018 年，「セーブポイント（安心の拠点）」をコンセプトとし
た秋葉原 save クリニックを高知時代の仲間と共に開業，院長に就任．
また，研修医時代の近親者の自死をきっかけとし，ライフワークとし
てメンタルヘルスに取り組み，産業医活動や講演，SNS での情報発信
を積極的に行っている．複数の組織の産業医も務め，メンタルヘルス
対策に務める．2020 年 1 月に初の単著『NO を言える人になる――他
人のルールに縛られず，自分のルールで生きる方法』をアスコム社よ
り出版．同年 4 月に著書『メンタル・クエスト――心の HP が 0 になり
そうな自分をラクにする本』を大和出版より出版．ゲーム「スプラトゥー
ン 2」を心から愛し，プレイ時間は 3000 時間超．2020 年 5 月から現職．
後進の育成にも力を注ぐ．

^{((A))} **主な情報発信の手段：** Twitter 📖 ➔ P.136 へ

🌐 きっかけ

　　もともと前職のコンサルタント時代に，仕事でメディアに医療情報を寄稿
することはあったのですが，今のように自由に発信をするようになったのは
所属しているオンラインコミュニティ「コルクラボ」で出会った友人に Twit-
ter をすすめられたことがきっかけです．Twitter は日々の臨床的な関わりの
なかで感じた気づきや感動したことなどを備忘録的に発信しています．

JCOPY 498-14812

そのときに知り合った編集者の佐渡島庸平さんや作家の塩谷舞さん，猥談師の佐伯ポインティさんなどからいろいろアドバイスをもらい，アドバイス通りに続けていたらフォロワーさんが増え，多くの反応をもらえるようになりました．当時は自分自身も人並みに職業人としてのキャリアやアイデンティティの課題を抱えていた時期だったのですが，いろんな反響をいただくことで自分がメンタルヘルスを通じて世の中とどう関わっていけばよいのかという問いに非常に大きなヒントをもらったと感じています．そこからは，note を書くようになったり，インタビューや取材の機会をいただくことが増えました．文章や記事を読み，自身の考え方やキャラを知ってもらったことで単著の出版のお話をいただくようにもなりました．また，ひょんなことから医療系の企業アカウントのなかの人もやっています．

 ## どのように情報発信を行っているか

基本的にはメンタルヘルスのことについての発信内容が多いです．Twitter は，思考のツールとして考えているところがあります．作家の古賀史健さんの本で，"われわれは，理解したから書くのではない．理解できる頭を持った人だけが書けるのではない．むしろ反対で，われわれは「書く」という再構築とアウトプットの作業を通じて，ようやく自分なりの「解」を掴んでいくのだ"という記述があるのですが，この「書くことは考える手段」っていう考え方にすごく影響を受けています．

普段の臨床での気づきや，心にひっかかったこと，このまま忘れたらちょっともったいないな，と思うような思考の断片を，すこし手間をかけて自分のなかで納得のいく言葉にする作業を行うことで，少し成長する感じがするんです．ひっかかったタイミングで考えておかないと，「なんかおもしろそうなことを考えていたような気がするんだけど，なんだっけ」とモヤモヤしたり，結局忘れてしまって二度と思い出せないので，もったいない気持ちになるんですね．

また，考えたことを一度ていねいに言葉にしておくと，考えた内容を患者さんに説明するときとかもよりしっくりくる表現にできたり，スムーズにわかりやすく話せたりするので，普通に臨床に役に立つと実感しています．忙しくてすぐにアウトプットできないときは，キーワードだけでもスマホにメモをとったり，カルテを使ってる PC に下書きメモを残すようにしています．

自分の納得できる表現やメタファーができると，愛着が湧くんですよね．そうした表現を使っていくうちに馴染んでくるというか，他人の言葉ではなく自分の言葉で話しているという感覚が増して，コミュニケーションの質が高まるように感じています．尊敬する精神科医でありミュージシャン・作詞家でもある北山修先生も「メタファーは臨床家にとって重要な技術」だと仰ってるのですが，とくにメンタルヘルスの領域は表現や語りの部分がより大きい意義を持つので，自分なりの表現を磨いたり，相手の文脈に合わせたメタファーが扱えることは臨床能力に直結しているとも思います．

医療広告ガイドラインへの対応 / 炎上対策

　このご時世に「炎上しない」のはとても難しいと思いますが，なるべく見る人が傷つかない表現を心がけています．

　医療というのは診断や分類，類型化することが重要な分野で，自分の苦しさに「病名」がつくことで安心することもありますが，一方で個人がかかえている痛みや苦しさは個別性の高いものであり，信頼関係が構築されていないなかで「あなたは〇〇ですね」と安易に当てはめたり押しつけたりするのは暴力的なことになり得ます．

　『メンタライゼーションでガイドする外傷的育ちの克服』という神名著の著者である精神科医の崔炯仁先生から教わった「Not knowing」という考えを大切にしています．「無知の姿勢」と訳すこともありますが，簡単にわかった気にならないということを指す言葉です．「医師には専門性があるけど，自分にできることはその人が見ている世界を想像したり類推するにすぎないし，そのことに自覚的であることが大事だよね」ということを，しっかり思い出させてくれる言葉です．忙しかったりすると忘れちゃうんですけど．

情報発信するうえで気をつけていること

　気をつけていることとは少し違うかもしれませんが，秋葉原というゲームやコンテンツが好きな人と親和性が高い街でクリニックをやっているのと，僕自身がゲーマーなので，ゲームに関する例えを自然とよく使っちゃいますね．それが一回り以上も若い患者さんだったり不登校の子との共通言語になったりして，そこそこ難解な話を親しみをもってとらえてくれることもあり

JCOPY 498-14812

ます．当院のカウンセラーもいい感じのオタクなのですが，来院してくれる患者さんとの親和性が高く，関係性をつくるうえで確実にアドバンテージになっているように思います．

　たとえば，「認知的コーピングは消費MP0だよ」とか，「親問題はエスターク（本編クリア後のおまけ要素）ですよ」，「デイリーハッスルズは毒の沼地」とか，全くピンとこない人も多いと思うんですけど，こういう表現のほうが好みだと思ってくれる人もいるので，楽しいです．

　先日，Developers Summit（デベロッパーズサミット：デブサミ）というエンジニアの祭典的なカンファレンスイベントにお呼ばれしたときに，「秋葉原のゲーマー心療内科医が伝えたいエンジニアのためのメンタルヘルス・マネジメント」というテーマで，マニアックなアニメのゲームの例え満載でお話ししたところ，想像以上の反響をいただき，全演題のなかでの満足度1位をいただくことができました．こういうノリのほうがいいケースもあるんだな，という変な自信になりました．ちなみにそのときに最大風速だったロマサガ2の「七英雄」をモチーフにしたスライド 図1 は，別のイベント（50代支援職中心）では死ぬほどスベりました．

　僕の著者『メンタル・クエスト』もゲームやアニメは好きだけど普通の本や難しい話は抵抗があるという人に読んでほしいという気持ちをこめて執筆

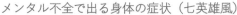

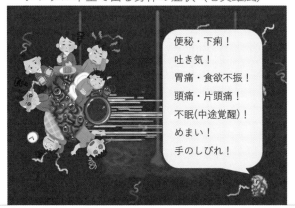

図1 「七英雄」をモチーフにしたスライド

しました.『メンタル・クエスト』というタイトルは, 僕の大好きなゲーム「ドラゴンクエスト」になぞらえてつけています.

あとは,「疲れることをやらない」というのもポリシーとして持っています. 臨床で忙しいときや, SNS を見るのがつらいなと感じるときは, Twitter のモバイルアプリは削除するようにしています. ちなみに, この原稿を書いている今もアプリは削除しています.

ある先輩が「発信の影響力が増えたことで, むしろ幸福度が下がっている人がいるよね」と言っていたのですが, いまの時代に, 発信も含めたあらゆる情報とどのように距離を取るかっていうのは, けっこう重要な問題だと思っています. 個人的には「発信すること」は自分の幸福度を上げるための手段のひとつと考えていて, 発信することを通して多少なりとも誰かの役に立てている感覚だったり, 人生が開けるようなおもしろい出会いをもらえることもあるけど, 気にしないといけないことや面倒なことが増える一面もあると思うんですね. 発信というのは基本的に「遠隔的」なコミュニケーションだと思うのですが, 自分の基本スタイルは「近距離型」だと思っているので, なるべく本来の気質に見合ったコミュニケーションのバランスを崩さないように,「無理しないで楽しむ」ということも大事なのかなと思っています.

おわりに

発信するときは「なるべくポップでありたい」という想いを常に持っています. とくにメンタルヘルス領域の話は重くて深刻なものだと捉えられやすい. その一方で, 状況が深刻であるときこそ, 心までシリアスになりすぎないことが個人の視野や可能性を狭めないためにとても大事だと考えています. 医療は人が生きる上で不可欠な安心の基盤をなすものです. 神経生理学的な見地からも, 人間の「安心・安全」の構築を考える上で, ユーモアや「ゆるんで」いること, アイスブレイキングの感覚は欠かせないものですし, ピンチの局面ほど安心の感覚を意識することが重要だと考えています. 表現に関しても, シリアスさを軽んじることなく, なるべくライトでポップであることを心がけていきたいです.

当院では「コンテンツ処方」というのをやっていて, 患者さんがもっているストーリーに合うような本やマンガなどの作品を「処方箋」っぽくしたメモに書いて, 手渡しておすすめしたりしています 図2 . そこでよく紹介さ

JCOPY 498-14812

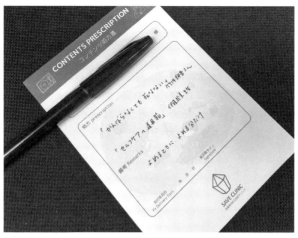

図2 当院オリジナルグッズの「コンテンツ処方箋」

せていただくのが，漫画家の竹内絢香さんの『がんばらなくても死なない』という作品です．人生を頑張りすぎている人に寄り添った誠実な内容でありながら，コミックエッセイというポップなかたちをとっています．そのため，真面目に頑張りすぎて疲れてしまっているような患者さんにもおすすめしやすいと感じています．マンガのほうが文章よりも認知負荷が低いので，自分の書籍よりも全然紹介しやすいです．

　個人的にも今は発信というよりはインプット重視の期間だと思っておりまして，まだまだ勉強も足りていないし，発信する内容も「他人の言葉を借りて使っているなあ」と思うことが多いのですが，ちょっとずつ自分の経験や感覚に落とし込みながらインプットした内容がハラオチしている感じもあるので，そのうちもっといい感じの適度にポップで無理のない自然な表現になっていったらいいなと思います．

　その人の言葉じゃないと届き得ない誰かがいると思うので，さまざまな現場の人が，それぞれの表現方法を深めたり磨いたりしていくことが，受益者だけでなく医療者自身の幸福度をあげていくことも繋がっていくのではと思っています．

((A))

HP （秋葉原内科 save クリニック） https://saveclinic.jp/

Twitter @usksuzuki

📖『NO を言える人になる──他人のルールに縛られず，自分のルールで生きる方法』（アスコム，2020 年），『メンタル・クエスト──心の HP が 0 になりそうな自分をラクにする本』（大和出版，2020 年），『我慢して生きるほど人生は長くない』（アスコム，2021 年）

JCOPY 498-14812

COLUMN 03

医療者とメディア，多様な人が学びあう場をつくる
一般社団法人 メディカルジャーナリズム勉強会

市川　衛
一般社団法人 メディカルジャーナリズム勉強会 代表
広島大学医学部 客員准教授

医療の「翻訳家」/（社）メディカルジャーナリズム勉強会代表/広島大学医学部客員准教授.
2000年東京大学医学部健康科学・看護学科（現・健康総合科学科）卒業後，NHK入局．医療・
福祉・健康分野をメインに世界各地で取材を行う．主な作品としてNHKスペシャル「睡眠負
債が危ない」「医療ビッグデータ」「"パンデミック"との闘い〜感染拡大は封じ込められるか〜」
など．
2016年スタンフォード大学に客員研究員として滞在中，Yahoo! ニュース個人オーサーとして
ヘルスケアに関連する解説記事の執筆を開始．同年，一般社団法人 メディカルジャーナリズム
勉強会を立ち上げ．19年にYahoo! ニュース個人オーサーアワード特別賞を受賞し，20年か
らは広島大学医学部客員准教授を務める．21年よりREADYFOR（株）室長として新型コロ
ナ対策への基金運営などに関わる．主な著書に『教養としての健康情報』（講談社，2019年）『誤
解だらけの認知症』（技術評論社，2012年）など．

　メディカルジャーナリズム勉強会は，メディア関係者や医療者，さらには当事
者や支援者など幅広い立場にいる人が垣根を越えて医療健康情報の質を高めるた
めに学び合う場です．
　主な活動として，
① 発信を志す人に，最低限これだけは知っておいてほしい基礎知識を提供するセ
　ミナーシリーズ「ヘルスケア発信塾」
② ヘルスケア分野の課題に独自の視点・データ分析で迫る「調査報道コンテンツ」
　の作成
③ 毎月1回，注目のゲストを呼んで語り合う「オンラインサロン」
などを行っています．

　会が立ち上がったのは5年前のこと．
　代表の市川はもともとNHKで番組を制作するディレクターをしており，2016

年にはアメリカ・スタンフォード大学に客員研究員として所属していました．研究員時代，シリコンバレーを中心に医療者やジャーナリストたちと交友を持つなかで印象的だったのは，アメリカでは大学機関・NPO 団体などが医療健康の情報の質の向上を目的に積極的に活動していることでした．

　新聞社やテレビ局など組織に属するメディア関係者だけでなく，フリーランスのジャーナリストや，医師免許を持つ発信者など幅広い人たちがそれぞれのノウハウを教え合い，知見を高めあおうとする動きが行われていました．

　なかでも積極的な活動で知られるのは，ミシガン大学に本部がある米国ヘルスケアジャーナリスト協会（Association of Health Care Journalists）です．ウェブサイトでは著名なジャーナリストによる最新ニュース記事やポッドキャストの提供が行われ，さらには経験の浅い発信者向けの研修教材の提供も行われています．年に 1 回のカンファレンスは有名大学と共同で開催しており，全米から人が集まります．2019 年ボルチモアで，ジョンズ・ホプキンス大学と共催で行われたカンファレンスには著者も参加しましたが，大規模な学会と言って差し支えないその規模の大きさには率直に言って驚かされました．

　著者はひとりのジャーナリストとして，日本にもこうした，医療者やメディアの人間が垣根なく情報の質を高めるための場所が必要なのではないか？と感じました．そして日本に戻ってのち，想いに共鳴してくれた医療者たちと共に，小規模ながらグループを立ち上げることにしたわけです．

　最初の会合に集まったのは 30 名程度．しかしその後，インターネット健康情報サイト WELQ による不適切な医療健康コンテンツが話題になったこともあり，だんだんと仲間が増えていきました．2018 年からは非営利型の一般社団法人として活動しています．

　現在は，フェイスブックの非公開グループを主な交流の場としていますが，グループに入会している会員（FB 会員）はおよそ 1500 人，また審査のうえで年会費（1 万円）をいただいて参加いただく正会員（発信者会員）は 90 人ほどに増えました．さらに法人会員として，ハフィントンポストやバズフィードジャパンなど多くのユーザーを抱える著名なウェブメディアなどにご参画いただき，記者の

JCOPY 498-14812

研修の場として利用していただいています.

　新型コロナの感染拡大後，医療健康情報への興味の高まりの一方で，フェイクニュースの氾濫などの課題も指摘されています. メディカルジャーナリズム勉強会としては，新型コロナウイルスやHPVワクチンに関する最新のエビデンスを伝えるメディア向けセミナーなどの開催や，SNSでのネット上コンテンツの拡散度合いを検証する調査報道コンテンツの制作などの取り組みを行っています. 2021年4月には，メディカルノート社が事務局を務める新型コロナワクチン公共情報タスクフォース（TF）の主催セミナーに後援として名を連ねさせていただきました.

　今後も，多様な職種の人が，それぞれの知見を持ち寄り学びあうことで，より多くの人に役に立つ医療健康情報が届くことを願い，取り組みを続けていこうと考えています.

PERSON
17

「医師と患者をつなぐ」にこめられた想い
メディカルノートの医療情報発信

井上　祥

株式会社メディカルノート　代表取締役・共同創業者／医師・医学博士

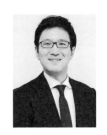

2009 年横浜市立大学医学部卒．横浜労災病院初期研修医を経て 2011 年より横浜市立大学大学院医学教育学・消化器内科学，2015 年 3 月に医学博士．「医師と患者をつなぐ」を理念に大学院在学中の 2014 年 10 月に株式会社メディカルノートを共同創業し 2021 年 10 月現在，代表取締役．2008 年北京頭脳オリンピック "WMSG" チェス日本代表．日本オリンピック委員会中央競技団体ドクターとして 2013 年仁川アジア大会チェス日本代表のアンチ・ドーピングを担当．日本医療機能評価機構 EBM 普及推進事業運営委員，横浜市立大学医学部非常勤講師，千葉大学客員研究員，横浜市立大学医学部同窓会倶進会常任理事，横浜総合医学振興財団理事，IT ヘルスケア学会理事 など．

 主な情報発信の手段：**MedicalNote**

情報発信をするようになったきっかけ

医学教育学の大学院生として

　2 年間の初期研修医を終えた後，母校の横浜市立大学に戻り大学院で医学教育学を専攻しました．研修医修了後ですぐに医学教育学に入るというのはかなり珍しいキャリアなのではないかと思います．2011 年 4 月当時の医学教育学の主任教授であり私の師匠の後藤英司先生は教室の理念として「メディカルサイエンスコミュニケーターの育成」を掲げておりました．後藤先生は「義務教育段階への医学教育の導入」として横浜市の小学生に対して AED の使い方などの救急や BLS の授業を展開しておりました．その他にもさまざ

な市民向けの発信事業を教室として行っていました．自身も大学院在学中には医学生や看護学生だけではなく，地域の高校生にも病気の基本的なお話をさせていただく機会に恵まれました．また，文部科学省の医工連携グローバルCOEプログラムにおいては井上登美夫先生と西井正造先生のご指導のもと，基礎系や工学部の大学院生と「レギュラトリーサイエンス実習」を企画しました．こちらでは医療機器審査と規制のディスカッションを大学院生と繰り返し行いました．本稿の主旨ではありませんが，本実習で「国産の医療機器をどうすれば増やせるか」という議論を何度も行ったことは，自身の日本の医療産業育成や国際化への思いの原点でもあります．

　その他にも医師になって3年目，5年目という年次の浅い時期にもかかわらず書籍の編集〔『病棟の困ったを解決！　マイナートラブル対処法』(メジカルビュー社，2012年)，『意外と知らない!?　くすりのTips』(メジカルビュー社，2015年)〕の経験をさせていただきました．監修・編集では稲森正彦先生，飯田洋先生，田部井正先生に大変お世話になりました．医学書籍の編集や執筆を経験できたことは，のちのメディカルノートにおける情報発信に繋がったものと考えています．また，臨床・研究においては稲森正彦先生と消化器内科主任教授の前田慎先生にも大変お世話になりました．

　医師の大学院生時代というのはさまざまな過ごし方があると思っています．研修医を終えてすぐに「入局」した医学教育学における大学院生としての4年間は本当に素晴らしい指導者に恵まれ，アクティブに挑戦し続けることができました．その後の自分の人生における基礎を作っていただいたと思っています．

仁川アジア大会におけるアンチ・ドーピングへの取り組み

　自身の趣味の1つにチェスがあります．学生時代は熱心に取り組み，海外大会にも何度も参加しており，日本代表に選出されたこともあります．チェス日本代表のアンチ・ドーピングをJOC中央競技団体ドクターとして担当した時のことを記載させていただきます．

　さかのぼること15年近く前になりますが，2007年11月にあるチェス選手がドーピング検査での禁止薬物の陽性反応を受け，日本アンチ・ドーピング機構から2年間の資格停止処分を受けるという事態が起きてしまいました．降圧薬を飲んでいたことが原因で，決して選手自身が悪意のあるドーピングを行っていたわけではありませんが，機構やJOCとしてはきちんと今後の対

策をするように日本チェス協会（当時，現在は日本チェス連盟）に指示があったと当時の代表代行からお聞きしています．また，東京五輪の招致に向けてアンチ・ドーピングにより力をいれていくというJOCの方針の中で，日本代表選手からドーピング違反を出さないということはより重要性を増していました．

　正直，アンチ・ドーピングの分野に詳しいわけではありませんでしたが，自身が日本代表の経験者だったということもあり，未来を担うチェス日本代表のサポートをしていきたいという強い思いがありました．そのような中でアンチ・ドーピング強化のためにJOC中央競技団体ドクターをお引き受けさせていただきました．チェス日本代表の選手には一通りの資料は配布したものの，日常で飲む薬に対して疑問に思ったら気軽に聞いてほしいということを徹底しました．エフェドリンが入っている風邪薬についての質問がきたり…とヒヤッとすることもありましたが，幸いにして自身が在任中の大きなイベントであった2013年の仁川アジア大会ならびにその後も，チェスの日本代表選手がドーピング検査で違反となったことはありません．さまざまな質問を受ける中で，一般の方が医療に対してどのようなことを疑問に思うのかを大いに学ぶことができました．この時の経験はメディカルノートを作るときに大いに役立ったと考えています．

　上記のような活動が私のバックグラウンドです．そのような中，2014年春に梅田裕真と出会い，医療情報発信における課題を発信者側の医療従事者サイドと受信者側のユーザーサイドからさまざまなディスカッションを重ねる中で，信頼できる医療情報の発信を通してユーザーが医療に迷わない世界を作ることを目指し，メディカルノートの創業へと至りました．

どのように情報発信を行っているか

　自身の医療情報発信における活動のほとんどは「メディカルノート」の運営です．そちらについて述べさせていただきます．

メディカルノート

　メディカルノート（https://medicalnote.jp/）は一般生活者を対象とし，信頼できる医療情報の発信を通して「医師と患者をつなぐ」医療メディアとして2015年3月に開設されました．2014年10月に創業してから半年後になり

ます．創業以来，臨床・研究・教育の第一線で活躍するスペシャリスト，いわゆる Key Opinion Leader（KOL）といわれる医師らの監修・執筆やインタビューを通じた情報発信を続けてきました．「医師と患者をつなぐ」には，医療従事者からもユーザーからも圧倒的に信頼されるメディアを作っていきたいという強い想いがこめられており，情報にアクセスしてもらうため，「つなぐ」ためのさまざまな工夫を行ってきました．

2021 年 10 月現在で 2700 名程度の医師に参画していただいております．Google 検索アルゴリズムの変動によって上下はあるものの 2021 年 10 月現在，月間 1500 万〜 2300 万程度のユーザーを持つ国内最大級の医療情報サイトとなっています．一部のがんを除いて Yahoo! 検索では「病名」で検索した際にはメディカルノートのコンテンツが最上位に表示される構成となっています．病気や症状の基礎的な情報やインタビュー記事のほか，Yahoo! ニュースと連携した News & Journal も展開しています．

また，メディカルノートは信頼できる医療情報の発信からアクションにつながる世界を目指し，メディアから共創プラットフォームへの進化を掲げております．学会・医師会・病院・自治体・官公庁・企業……などと連携したさまざまな情報発信活動に取り組んでいます．日本循環器学会情報広報部会と連携した心不全の発信，厚生労働省の希少がんガイドライン研究班における啓発活動，横浜市医療局と連携した"医療の視点"や"医療マンガ大賞"，全日本病院協会との"もっと知りたい病院のこと"，日本耳鼻咽喉科頭頸部外科学会，日本再生医療学会，日本脳卒中協会……次々と連携を実現しています．

日々，さまざまな苦労がありますが 2019 年 9 月の SimilarWeb の発表したヘルスケア部門のウェブサイトのランキングで国内 1 位，世界 39 位を記録したことはとても嬉しいことでした．コロナ禍では YouTube でメディカルノートオンライン医学講座の展開を始めるなど，オンライン市民公開講座など動画分野にも取り組みつつあります．Google とは宮田裕章先生と連携して同社のツール "Question Hub" を用いた発信活動やインフォデミック対策に取り組んでいます．また，2021 年 10 月には Medicalnote Expert（https://medicalnote-expert.jp/）という医師向け検索サイトもスタートしています．

SEO について

情報発信において注意すべきことは，どんなにエビデンスに基づいた信頼

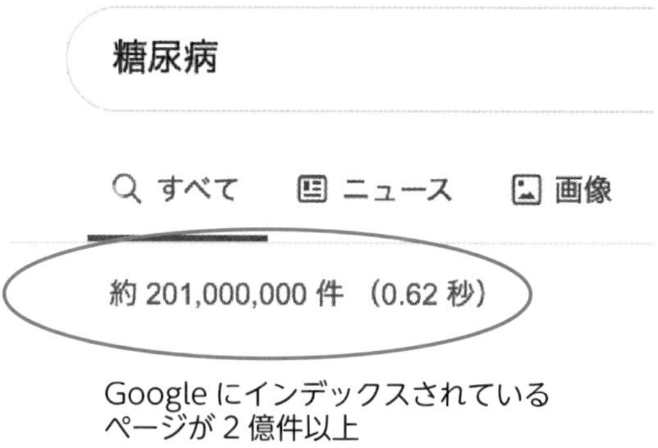

糖尿病

Q すべて　　国 ニュース　　 画像

約 201,000,000 件 （0.62 秒）

Google にインデックスされている
ページが 2 億件以上

図1 「糖尿病」の Google 検索結果

できる医療情報を製作したとしても，読まれなければ意味がないということです．そのための工夫の1つとして検索上位を取るための SEO（Search Engine Optimization），検索エンジン最適化があげられます．この検索エンジンのアルゴリズム自体は Google が 200 以上の要素を元に定義しているといわれ，随時アップデートされていきます．しかし，この SEO で「勝ち」切り，検索上位を「勝ち」取ることは全く容易ではありません．

　例えば，「糖尿病」を Google で検索してみます．すると，2 億以上の Google にインデックスされているページが現れるのです 図1 ．この中で上位になること，ましてや1位になることがいかに難しいことかがよくおわかりいただけるかと思います．

　検索順位で上位を目指すことがとても困難な中でも，ユーザーの検索キーワードを意識することはとても大切です．打ち込まれる検索キーワードには検索者のさまざまなニーズが込められているからです．例えば，糖尿病1つをとっても，「糖尿病　ビール」「糖尿病　ラーメン」「糖尿病　お菓子　通販」などの検索がされています．これこそがユーザーのニーズです．ユーザーが調べるキーワードに対して信頼できる医学的に適切な医療情報を提供することこそが，我々の挑戦でもあります．

■ ナラティブ・アプローチ

　読んでいただくためのもう1つの工夫としてはナラティブ・アプローチがあげられます．無味乾燥な情報はなかなか頭に入ってきませんが，そこにナ

JCOPY 498-14812

ラティブな要素を付加すること，ストーリーを用いることにより理解しやすいものになります．その重要性は"FDA リスク＆ベネフィットコミュニケーション"の中でも言及されています．

　ナラティブ・アプローチに取り組む中でも「メディカルノートの記事は難しい」とご指摘を受けることもありますが，インフォグラフィックや写真，図表を駆使するなど，さまざまな「読みやすくする」ための工夫をしています．その中でも先述した横浜市医療局のプロジェクト，"医療マンガ大賞"におけるマンガの活用は大変好評をいただきました．詳しくは本書の大山紘平さんの稿をご参照ください．

医療広告ガイドラインへの対応 / 炎上への対策

　創業以来さまざまな苦労を重ねてきましたが，優秀なスタッフに恵まれて社内の編集や校正校閲の体制は充実したものになりつつあります．さらに，その「体制」自体へのチェック機能と改善プロセスも充実させています．医療広告ガイドラインに準じた記事の審査体制も整えており，さまざまなコストもかかっていますが，会社としては大切な機能と考えています．医療機関からのご相談を受けることもあります．また，ユーザーからのフィードバックを大切にしています．記事自体の感想を受け付ける仕組みを設けるほか，SNS 上における記事についての言及もクリティカルなものは拾い上げて，品質改善に役立てています．このような体制整備のおかげか，幸いにして今まで大きな「炎上」は経験しておりません．

Twitter

　2020 年 6 月に個人の Twitter アカウントを開設しました．横浜市医療局の医療マンガ大賞で大塚篤司先生と出会ったこと，SNS 医療のカタチの先生（大塚先生に加えて市原真先生，堀向健太先生，山本健人先生）と交流を持ったことがきっかけになりました．自社記事だけでなく，気になるニュースを取り上げたり，趣味のバスケットボールやチェスについてつぶやきながら，試行錯誤を続けています．1 年強の Twitter 経験の中ですが，インフルエンサーマーティングや SNS の活用などプッシュ型の情報発信とプル型の検索をメインとする医療メディアを運営することはかなり異なった性質を持つものと考えています．SNS の活用については他の先生方の記事をぜひご参考にしてください．

情報発信をするうえで気をつけていること

　メディカルノートの特別顧問でもある高久史麿先生（地域医療振興協会会長 / 日本医学会前会長）からいただいたメッセージがまさに我々の信条でもあります．こちらにも掲載させていただきます．

　"真に有用な情報を発信するために，メディカルノートには次の2点を大切にし続けてほしいと願います．ひとつは，本物のスペシャリストへの丁寧な取材により一次情報を得ること，もうひとつは，針小棒大な伝え方をしないことです．健康や生命に関わる医療情報を記事化することは，「話題になる記事」を作ることではありません．信頼できる医療情報はともすると退屈になりがちです．そんな地味な情報でも一生懸命に提示し続けていくことが，真に患者さんや医療者の信頼を得ることにつながります．これからは医療人自身もより情報発信をしていかねばなりません．メディカルノートには良識ある医療人のサポートを期待しています．"

 ## 情報収集の方法

　メディカルノートでは病気やニュースについての情報発信を多くは取材を通して行っています．自身も日常的に医師にヒアリングや取材をさせていただく機会が多数あります．それに向けた準備が何よりの情報収集の時間です．お会いする先生が今までに書かれた文献や関連するニュースなどを調べて準備をする時間はとても楽しいものです．

　講演，学生講義や執筆などの機会を頂戴することも増えてきており，そのための準備に向けて論文や書籍を読むことも大切な情報収集です．

　ただし，最近は正直なところアウトプット過多になっているようにも感じています．今までであれば講演など1つのアウトプットをするのに少なくともその10倍くらいのインプットをしていた（?）気がしますが，ここ最近は1つのアウトプットにそこまでできているのかというのが自省です．研鑽のためにも，意識してインプットの時間をとらねばならないところです．

　また，一応は経営者のハシクレでもありますので日本経済新聞は電子版だけでなく紙面も契約しており，毎日ざっとですが目を通すようにしています．その他，日常的な情報収集としては「Inoreader」というiPhoneのアプ

リを入れています．これはいわゆる普通の RSS リーダーです．NHK ニュース，日経メディカル，ケアネットなどのニュースヘッドは毎日確認しています．気になったものはなるべく原著論文を当たるようにしています．

 ## おわりに

　創業から 7 年が経ちました．2020 年の新型コロナウイルス感染症はインフォデミックの問題をより顕著にしました．それでも，多くの良識ある先生方が情報発信をするようになり，状況は少しずつ改善しつつあると感じています．創業以来，多くの先生方のサポートをいただきながら情報発信を続けてきました．これからはより共創が重要な時代になると考えています．これからも第一線の先生方と連携し，信頼できる情報発信を継続するとともに，医療全体の成長発展のために，デジタルの力を用いて新たな価値を創造していきたいと考えています．

PERSON 18

医師同士をつなぐオンラインプラットフォーム，Antaa

中山　俊

アンター株式会社　代表取締役，整形外科医

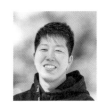

鹿児島県出身．鹿児島大学医学部を卒業後，東京医療センターで初期研修．2016 年に「医療をつなぎ，いのちをつなぐ」をミッションにアンター株式会社を創業し，現在代表取締役．2017 年 IBM BlueHub 第 3期 最優秀賞．2018 年東京都 / 青山スタートアップアクセラレータ第 5期 オーディエンス賞．2019 年経済産業省ジャパンヘルスケアビジネスコンテスト優秀賞．東京医科歯科大学客員准教授．

((٨)) 主な情報発信の手段：**アプリ** **SEO** **Faceboook** **Twitter** ➞ P.155 へ

情報発信をするようになったきっかけ

▎若手医師向け勉強会開催

　　鹿児島大学医学部を卒業し，2 年間の国立病院機構東京医療センターでの初期研修を経て整形外科医のキャリアを選びました．千葉県の成田赤十字病院や翠明会山王病院などで整形外科医として勤務しました．もともと総合診療に興味があったため，2015 年頃より総合診療やプライマリ・ケア医向けの勉強会参加するようになり，若手医師の知識向上を目指す関東若手医師フェデレーションの立ち上げメンバーとして関わらせていただく機会を得ました．この活動を通して自分の整形外科医としての知識を他科の先生方の診療に役立てられることを実感し，整形外科医として脱臼や関節穿刺のレクチャーを行いはじめたのが，他科の医師に向けて情報発信を行うきっかけでした．

JCOPY 498-14812

医師同士をつなぐオンラインプラットフォーム，Antaa

アンター株式会社創立の経緯

　一人の医師の能力には限界がありますが，夜間や，地域の医師の人数不足，診療科別の医師不足などの問題で現場の医師がたった一人で医療を行うシーンは少なくありません．私自身も当直や自分の診療専門外の対応などで，困った経験がありました．

　2016 年 4 月，オンラインを通じて他の医師の力になれないかと考え，プライマリ・ケア医師に向けた LINE を使った整形外科の相談を始めました．例えば，内科の医師は骨折について診る頻度が少ないので，整形外科の医師に相談したいというニーズがあります．当時は 24 時間 365 日，骨折の対応や傷の相談などを受けました．相談は特に休日や夜間に多く，どんな時間に受けた相談も現場の助けになればと 5 分以内に返答することを心がけました．

　インターネットを介して，どんな時でも目の前の患者さんに常に全力で向き合っている現場の医師同士をつなぐことで，医療がこれまで以上により良くなればと思い，2017 年 3 月，仲間の医師の協力を得て「医療をつなぎ，いのちをつなぐ」というコンセプトのもと，医師同士が互いに困りごとを相談しあえる Antaa QA のサービスをスタートしました．以来，アンター株式会社として現場の医師に情報を広く届けるためにさまざまなコンテンツを提供してきました．オンラインを中心に，医師同士がつながるサービスを展開することで，「いのちがつながる」瞬間を増やすことを目指しています．

 どのように情報発信を行っているか

Antaa の取り組み

● 個人が発信する時代に医師が疑問や情報を医師に向けて発信できる場を

　近年は，Twitter や Facebook などの SNS が普及し，個人が気軽に情報発信できる時代になりました．SNS を積極的に利用して発信されている先生方もたくさんいらっしゃいます．私が運営する Antaa では，実名で医師が日常診療の疑問や知識といった情報を医師に向けて発信できる場を提供しています 図1 ．アンター株式会社が提供するサービスは，大きく分けて 3 つあります．1 つめは医師同士の質問相談サービスである Antaa QA，2 つめは動画でセミナーや議論を配信する Antaa Channel，3 つめはストック型知見共有

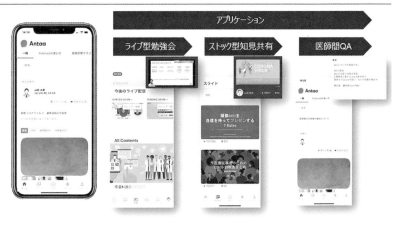

図1 Antaa のサービス

ツールである Antaa Slide です．ここでは，Antaa の各サービスを具体的に取り上げながら，どのように情報発信を行っているかをお話ししたいと思います．

●オンラインで医師同士がつながる D to D コンサルテーション
〜 Antaa QA 〜

Antaa QA は Antaa に登録している医師が日常診療で生じた疑問点をはじめ，地域医療の連携の仕方や論文執筆，キャリアなど，多岐にわたる話題についての困りごとを医師同士で相談できるオンラインプラットフォームです．Antaa QA では，登録医師が困りごとを投稿すると，20,000 人を超える会員医師に質問が共有され，D to D コンサルテーション[1,2]ができる仕組みになっています．D to D コンサルテーションとは，医師 – 医師間（Doctor to Doctor）の遠隔医療相談です．D to D コンサルテーションには，医療資源不足，専門医不足，救急対応，若手医師の育成，移動距離や時間的なハンディの解消といった効果[3]があるといわれており，日本では 6 割以上の都道府県がこのような医師間の遠隔医療相談システムの整備に取り組んでいます．Antaa では，自社のアプリで個人単位の医師に D to D コンサルテーションサービスを提供することに加え，複数の自治体にオファーをいただき，自治体の事業として Antaa QA を活用した社会実験を実施しています．このサービ

JCOPY 498-14812

スを利用する会員医師数は年々増加しており，D to D コンサルテーションが行える環境は，自治体からも，医師からも需要があることがうかがえます．

　Antaa QA に登録している医師が専門とする診療科は，内科や外科だけではなく，法医学や病理学も含めた全ての診療科が含まれます．そのため，1つの質問に対して，一度にさまざまな診療科を専門とする多数の医師から回答が寄せられることが珍しくありません．また，Antaa QA で医師から質問が投稿された後に回答が寄せられるまでの迅速さは平均15分，回答率はほぼ100%となっており，質問に対して回答がつくスピードと回答率がサービスの質を高めています．さらに，質問に投稿した医師がアドバイスを踏まえての経過報告も共有することで，回答した医師も学びを得ることができます．Antaa QA というプラットフォームを通して，診療科，地域，経験の垣根を越えた知の共有が実現しています．

　加えて，寄せられた質問は1対1のクローズドな範囲で公開されるのではなく，参加者全員に共有されます．質問に回答がつくと，回答の内容も参加している医師全員が閲覧できるようになっています．このようなオープンなやり取りは，緊急時に返答が素早く得られることや，さらに，医師が専門分野に進んだ後にさまざまな診療科の症例や他の診療科の知見に触れることを可能にしており，医師の生涯学習ツールとしての機能を生み出しています．

● オンライン勉強会～ Antaa Channel ～

　Antaa では，テーマを決めてゲスト講師をお招きし，講義や議論を生放送で配信しています．テーマの方向性は大きく分けて2種類あり，疾患や最新トピックを中心とした「臨床系」と病院開業やマネジメントを体系的に学ぶ「経営系」に分けられます．

　「臨床系」の Antaa Channel では，2020年には300回を超える動画配信を実施し，平日は Antaa NEWS という医療情報番組を実施しました．ここでは，最新の論文情報やゲスト医師のレクチャー，キャリアプランの共有を通して，多くの医師に日常診療の Tips やキャリア選択において有用な情報を届けました．配信を通じて，視聴者に所属している地域や医療機関以外で働くことや臨床の外に視野を広げるきっかけを提供できたのではないかと思います．

　また，2020年5月には緊急事態宣言中にオンライン大規模カンファレンス「つながるちからフェス」を行いました．この企画では，70名を超える登壇者にお集まりいただき，終日ライブ配信をして SNS を中心に大きな反響を

いただき，コロナ禍であっても，オンラインツールを用いて新たなつながりを生む，逆境を前向きに捉えるイベントとすることができました．

「経営系」Antaa Academia では，20 代から 40 代前半の若手医師を対象に，次世代の医療機関経営者や地域の中核を担う若手リーダーを育成することを目的として，マネジメントを学びながら共に成長する機会を作っています．ここでは，医師がマネジメントする立場として，どのようにチームを引っ張ればいいのか，意思決定を行えばいいのかを学ぶことができます．Antaa は，オンライン化が進んだ変化の時代を契機に，成長したい医師を全力で応援しています．

●ストック型知見共有〜 Antaa Slide 〜

Antaa Slide は，医師が勉強会や学会で発表したスライドを共有し，また，別の医師が投稿したスライドを閲覧できるサービスです．これによって，医師一人ひとりが診療科，院内，出身大学の仲間を超えて発信できる機会を提供しています．医師として働いていると，知識をアップデートしたくなることや，整理して再確認したくなることがよくあります．しかし，いつでもまとまった時間をとって勉強することが叶うわけではありません．そんな時に誰かがまとめた資料をもとに勉強できれば，忙しい診療の隙間時間に臨床で使える知識を学ぶことができます．誰かが学んだ知識をつないでいくことで，医療全体をつないでいこうという試みです．私自身が現場で感じた医学教育と臨床医の医師 1 人で教えること，学べることには限りがあるという課題感をもとに，同世代のさまざまな医師のニーズと合わせることで，医師の立場から「知りたい情報は何か」を考えてより使いやすいツールを提供することを大切にしています．Antaa Slide はストック型のサービスのため，登録医師は過去に投稿されたスライドも含めて学びたいトピックを検索することができます．現在多くの先生方が Antaa にスライドなどの学習ツールを提供してくださっていますが，これからも人のつながりの輪を丁寧に広げながら，「いのちをつなぐ」の実現の一歩となるサービスを作っていきたいと思っています．

●Twitter

私は Twitter での発信を通じて，Antaa の企画や取り組みだけではなくサービスにかける想いを知ってほしいと考えています．企業マネジメント，サービス開発の他社事例で気になったものの共有に加え趣味のサウナの話など，私自身のさまざまな側面を，人間味を合わせて感じてもらえるように発

JCOPY 498-14812

信しています．Twitter の運用では予期せぬフィードバックを得られることもあります．例えば，配信に登壇した医師が Antaa に関わった経験を発信してくださることがあったり，Antaa Award で表彰された医師が Antaa からプレゼントしたロゴ入り，スクラブ写真と喜びの声を投稿いただいたことがあり，とても嬉しかったです．

Antaa の公式アカウントでは SNS ならではのつながりや広報力を積極的に活用するようにしています．さらに，SNS 感度の高い世代である医学生インターンを Twitter で募集しています．医療系ベンチャーで働く経験を共有しながら，世代の異なる医学生の視点も合わせることで Antaa のサービス向上に向けて一緒に切磋琢磨しています．

情報発信をするうえで気をつけていること

情報発信をするときには，コミュニティのなかでオープンなやりとりをすることを心がけています．Antaa QA の話のところでも触れましたが，社内でも，コミュニティ内でも，オープンにやり取りすることは，対応できる人が効率よく仕事を進めたり，自分ならどう考えるか？など当事者意識の機会を創出するきっかけに役立ちます．また，情報を発信する時には，常に情報の受け手の立場を想像しながら伝え方を考えています．例えば，文字で説明するよりも画像を1つ見せるほうが効果的な場面がありますが，伝えたい内容が何かによって，伝える手段として最適なツールを工夫するようにしています．

Antaa ではオープンな実名のやりとりによって，素敵なつながりが生まれています．例えば，困りごとを相談した医師からは，しばしば，「困っていたところを多くの先生方に助けていただきました．次は自分が役に立てるよう精進します」といった声が寄せられます．質問がオープンに共有され，他科の知見が共有されることにより，プラットフォーム内で助け合いの風土が醸成されています．その結果，回答やスライド共有・レクチャーする医師にとって，反響という副次的効果が生まれています．「Antaa QA で困っていた時は助けてくれたあの先生にお礼を伝えたい」「Antaa Slide のあのスライドを作成した先生のもとで学びたい」など，さまざまな声が Antaa に寄せられ，実際に発信した医師が勤務する医療機関へ足を運び，勤務に至る事例も生まれています．参加している医師同士が Antaa を通して，お互いに "Give" し

合う関係を築いていることは，社名に込めた「与える（Antaa：フィンランド語）」という想いをまさに体現していると感じます．

 ## 情報収集の方法

　Antaa に関わってくださる先生方の意見などを反映しながら，常にアップデートを行っています．今できる最良のサービスを作り，新たなアイデアを試していくためには，医学にとどまらず，テクノロジーの分野についても情報収集を行う必要があります．具体的には，いろいろなニュースサイトやSNS をチェックして最新の情報に触れるようにしています．また，Antaa に寄せられる質問や回答・学習コンテンツから学ぶことも多くあります．高いモチベーションを持って Antaa に関わってくださる医師や社内の仲間との会話から新たに勉強させていただいたり，より良いサービス開発のためのヒントやアイデアを得たりしています．人のつながりを大切にすることで自然とおもしろい情報に触れる機会が増えると思います．

　情報収集で得た知識やアイデアは，社内で積極的に共有するように心がけています．このような習慣をつけたことで，思いついたアイデアを忘れてしまう前に記録できるだけでなく，そのアイデアについて他の人と意見を交換する機会が生まれています．日々新しい知識を得ることに喜びを感じながら，サービスの向上につなげるプロセスを楽しんでいます．

 ## おわりに

　Antaa は診療専門外や周りにすぐ聞ける環境にないなかでも，患者さんを想い医師に寄り添う医師同士がつながることにより，医療現場で救われる命が増えることを目指しています．そのために，2021 年に国内で参加する医師を増やしていくこと，そして 10 年後には海外でも展開することを視野に入れています．日本でこの仕組みを確立できれば，医師も医療インフラも不足している海外の国々で，国境を越えて世界中の医師同士が専門知識を持ち寄り，皆で患者に向き合う未来を実現できる可能性があるからです．今後もオンラインツールを利用して現場の医師をつなぎ，患者の命をつなぐ輪を広げていきます．私たちと一緒に，『医療をつなぎ，いのちをつなぐ』を実現し，

医師同士をつなぐオンラインプラットフォーム、Antaa

どこにいても命が助かる世界を目指しませんか.

◆ 参考文献 ◆

1) 厚生労働省. オンライン診療の適切な実施に関する指針（平成 30 年 3 月）.
   https://www.mhlw.go.jp/file/05-Shingikai-10801000-Iseikyoku-Soumuka/0000201789.pdf
2) ARC リポート. 遠隔医療の可能性と将来（2019）.
   https://arc.asahi-kasei.co.jp/report/arc_report/pdf/rs-1040.pdf
3) 総務省. 医師対医師の遠隔医療の実施状況に関する調査報告書（令和 2 年 7 月）.
   https://www.soumu.go.jp/main_content/000699422.pdf

Antaa QA（地域や診療科を超えて相談ができる医師の実名制相談サービス）
https://qa.antaa.jp/
Antaa Slide（医療者のためのスライド共有）https://slide.antaa.jp/

PERSON 19

クリエイティブな医療情報発信で 行動変容を起こすために

石井洋介
株式会社 omniheal　代表取締役
おうちの診療所　目黒

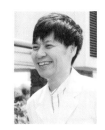

2010 年高知大学医学部卒．消化器外科医として従事する．クリエイティブな手法を利用した医療情報の発信による健康情報格差の是正の可能性を模索し，デジタルハリウッド大学大学院でコミュニケーション・デザインを専攻．厚生労働省医系技官や病院経営コンサルタントなどを経て現職．総務省「異能 vation 2019」破壊的挑戦部門受賞．著書に『19 歳で人工肛門，偏差値 30 の僕が医師になって考えたこと』(PHP 研究所，2018 年) など．日本うんこ学会会長，一般社団法人うんコレ制作委員会　代表理事，秋葉原内科 save クリニック　共同代表，一般社団法人発信する医師団　理事，一般社団法人メディカルジャーナリズム勉強会理事など．

主な情報発信の手段： **HP** **Twitter** **Faceboook** **Instagram** P.165 へ

人は健康なうちは医療情報に関心を持たない

　　僕が外科医 1 年目のころ，2 歳くらいの孫を連れて受診してきた 60 歳代の女性がいました．女性は，多忙な娘に代わって孫を世話しているため，なかなか受診できなかったそうですが，体調の悪化を感じてようやく外来に来られたとのことでした．女性はステージ II の大腸癌と診断されたのですが，いざ開腹してみると腹膜播種があり，その場でステージ IV の診断に変わりました．ステージ IV となれば，5 年生存率は約 20% です．僕はこの女性に，自分の幼少期に面倒をみてくれた祖母の面影を重ねていたのか，とりわけ大きな悲しみを味わいました．術中に落涙したのはこのときだけですが，その後も「受診したときにはステージ IV」という，自分がいくら手術の腕を磨い

ても救えない患者さんに出会うたびに,「何でもっと早く病院に来てくれなかったんだろう」と,自分の無力感に打ちひしがれていました.

しかし,思い返してみれば,体調が悪くてもなかなか病院に行かないというのは,若いころの自分もそうでした.僕は中学生のころから血便が出始めていて,体調不良を感じていたのですが,問題ないと思い込んで,ほとんど医療機関を受診することなく過ごしていました.高校1年生になって高熱が続き,難病の潰瘍性大腸炎(UC)と診断された後も,自分で積極的に疾患について情報収集することはありませんでした.真面目な医療情報は厳しい食事制限の話など,自分にとってネガティブな話ばかりで,あまり読みたいものではなかったのだと思います.そのとき伝えられた食事制限を厳密に守れば,友達とコンビニで買い食いしたり,学校帰りにファミレスに寄るといった楽しみは全てできなくなります.医師など医療者がよかれと思って言ってくれたアドバイスも,高校生の自分にとっては社会生活が阻害される,つらいものでした.結果,治療にもあまり真面目に取り組まず,大腸を全摘出しなければ命が助からないほどに悪化してしまいました.

こうした経験から,僕には「健康なうちは医療情報に関心を持たない人が多いし,病気になってからもその情報を避ける人もいる」という実感がありました.外科医として味わった悲しみを繰り返さないためにも,情報発信をしていきたい.でも,真面目な医療情報発信や市民公開講座では,もともと医療情報に関心の高い人にしか届かない.僕は,患者だったころの高校生の自分に届くような情報発信ができないか,模索していました.

健康への意識が変わらなくても行動が変容すればいい

そのとき思い出したのが,医学部4年生のころに受けた公衆衛生の授業です.講師の都竹茂樹先生は,米ハーバード大学で公衆衛生を学び,糖尿病を改善する楽しい体操の提案などをされていました.先生から学んだのが,「体操する動機は,糖尿病を改善することではなく,楽しいから,でいい」ということです.つまり,糖尿病に対する意識が変わらなくても,結果的に糖尿病が良くなる行動を取れるように変われればいい.無関心層へのアプローチでは,あえて健康への意識を変えなくても,行動が変容すればいいんだと理解しました.

そんな授業のなかで課題として取り組んだのが,メタボリックシンドロー

ムの啓発ポスターを作るというもの．同級生がよくある健康啓発のポスターを作るなか，僕は漫画のキャラクターの特徴を生かした，一風変わったポスターにしたところ，先生がとても褒めてくれました．僕はエンターテインメントが好きだし，自分が病気だったときは漫画やゲームに没頭していたので，自分が趣味として好きなものが医療にも役立つんだといううれしさがありました．

外科医になり，情報発信を考えたときに想起されたのが，このときの経験でした．無関心層に大腸癌の情報を届けるために，大腸癌に興味を抱かせて調べたいという動機を喚起するのではなく，大腸癌を発見することが結果的に楽しくなるような別の行動を喚起できる発信ができないか．そんなアプローチを考え続け，当時のUC患者だった自分も，大好きなゲームや漫画に大腸癌の情報が混ざっていればキャッチしていたかもしれない，と考えました．

そんなときに聞いたのが，「『うんこ』と『おっぱい』はTwitter上で拡散されやすい言葉だ」という話でした．「うんこという言葉を使えば，Twitterなどを通じて無関心層にも情報が届くかも」——．そう考えた僕は，「うんこ」という拡散されやすい言葉を使ったゲームを作りたいと思うようになりました．

僕はもともとスマートフォンのゲームアプリが好きで，お金を払ってゲームのキャラクターを強くするための装備を買ったりする「課金」もしていました．人にお金を払わせるという，大きな行動変容を起こす，おもしろいゲームの力．そんなゲームのなかに，大腸癌の早期発見につながる仕掛けや，大腸癌の情報につながるメッセージを盛り込んで，行動変容を起こすうんこのゲーム，「うんコレ」を作り，同時にうんコレを起点とした情報発信やイベントを行う団体「日本うんこ学会」を立ち上げることになりました．

うんコレは，基本的には敵キャラをタップして倒していくバトルゲームですが，課金の代わりに便の形状を報告することで，新しいキャラクターや装備を手に入れることができます 図1 ．便形状を観察する「観便」の習慣化を狙うとともに，便形状に異常があれば受診勧奨のアラートが出ます．大腸癌への関心がない人でも，ゲームをしていると大腸癌の早期発見につながる行動を自然に取るようにし，異常があれば受診につながるような設計をしました．ほかにも，画面遷移のタイミングで消化管疾患にまつわる豆知識が表示されたり，キャラクターの名前や風貌に医学的なエッセンスを加えることで，「これはどういう意味だろう？」と調べたときに医療情報につながる仕掛

JCOPY 498-14812

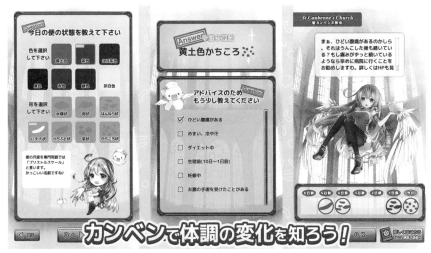

図1 うんコレ「カンベンで体調の変化を知ろう！」

けをしています. もっと疾患について詳しい情報を知りたい人向けには, 医療情報をまとめたページにつながるリンクを, うんコレ内に貼ってあります. 最初は関心がなかった人も, こういったアプローチから関心を持ってくれればいいなあと思っています.

🌐 「うんこ」を背負って発信を続けた結果

そんなことを思いながらうんコレを作り始め, 2020年11月にリリースするまでの期間に, 「ポケモンGO」を公衆衛生の視点で検討した論文がいくつか出ました. そのなかの1つが, ポケモンGOが1日の歩数に与える影響は時間経過とともに縮小し, 6週後には全くなくなるというものです[1]. 「このポケモンを強くする」といった, ゲーム内で得られる報酬の効果が続く期間は6週間くらいなんだ, ということを学びました. そこから, ゲームを使って変えた行動を継続させることを目的とするなら, 内発的動機づけを行う必要があるんじゃないかと思うようになりました.

内発的動機とは, 外から与えられる外的報酬に基づくのではなく, 自分自身の内面に湧き起こる興味や関心, 例えば「歩くこと自体が楽しい」と行動自体を好きになったり, 「歩いて痩せたのがうれしい」と行動にメリットを感

じたりすることを指しています．そこで，うんコレでは，内発的動機づけの
アプローチの1つである「互助」を取り入れることにしました．ゲーム内に
「腸内会」というコミュニティスペースを実装し，ゲームユーザーがゲームへ
の質問や感想を投稿し合って，「仲間がいるから続けられる」となることを期
待しています．また，このコミュニティスペースには，ユーザーからお腹や
排泄に関する悩みや相談が投稿されることもあります．そこで，僕がその悩
みや相談に答えるオンライン配信を定期的に行っています．

　ゲームを作るなかで思ったことですが，情報発信において，メディアの力
はやはり大きいものです．メディアは，大腸癌の情報を発信するにしても，
「便潜血検査をしましょう」とか「大腸癌検診に行きましょう」といった定番
の情報は取り上げてくれません．メディアが切り口を作りやすい，キャッチ
ーなフックが必要です．うんコレを作り始めた当初，強烈なフックを持って
一部メディアに取り上げられていたのが「患者よ，がんと闘うな」という，
いわゆる「がん放置療法」でした．「ここに対抗するには，勝るとも劣らない
強いフックを作らなくてはならない．『うんこ』なら負けない」と思いまし
た．うんコレは「うんこ」とか美少女キャラクターとか，もともとニッチな
領域のものを取り入れたゲームなので，あまり広がらないんじゃないかと言
われたこともあるのですが，強いフックを取り入れることで多くのメディア
に取り上げられ，多くの人に広まるという副次的な効果もありました．

　なお，「うんコレは医療情報なのにふざけている」と炎上しないか心配いた
だくことがありますが，そういった経験はまだありません．これは，自分が
医師として医療の深い文脈を理解したうえで発信できているからなのではな
いかと思っています．おもしろい部分のエッセンスだけを抽出して，表層的
なバズやPVだけを意識した取り組みにしてしまうと危険なのかもしれませ
ん．そして，UCで排泄に悩まされたり，大腸を失った経験があったり，消
化器外科医としていろんな悲しみを味わった僕は，「うんこ」ののぼりを背負
う覚悟ができていました．もし，うんコレやそれにまつわる発信で傷ついた
という人がいれば，いつでも向き合っていくつもりです．

　おもしろかったのは，「うんこ」を背負って発信を続けたことで，臨床的な
面にも影響があったことです．もともとは消化器外科医だったので，排泄に
そこまで特化していたわけではありませんでしたが，「うんこの人」として発
信していった結果，あらゆるパターンの便秘，下痢，過敏性腸症候群（IBS）
や人工肛門トラブルなど，クリニックの一医師がなかなか出会わない超ニッ

JCOPY 498-14812

チ症例や，通りいっぺんの治療では改善しない困難例が集まってくるように
なりました．そのたびに打ち手を勉強し，実践を続けたことで，僕自身の臨
床力もかなり上がったと思います．

医療相談，検診勧奨，ウェブ広告，教科書にフックをつけたら

　ここまで，うんコレというコンテンツに関連した情報発信のお話をしてき
ましたが，ここからは，僕がしてきたその他の医療情報発信の例をあげてい
きたいと思います．日本うんこ学会では，株式会社ドワンゴが主催し，約15
万人が来場するイベント「ニコニコ超会議」に毎年出展してきました．出展
ブースは，うんコレなどを試遊できる展示スペースと，医療の話を少しおも
しろい切り口で取り上げた講演を何本も行うステージスペースで構成されて
います．講演の例としては，本書にも登場する感染症医の忽那賢志先生と，
セクシー男優のしみけんさんが，性感染症についてぶっちゃけトークすると
いった定番企画などがあります．ニコニコ超会議にくる人は，ネット動画や
ゲーム，漫画が好きな，まさに昔の僕のような若者が中心です．そんな場所
で，いかに医療情報に興味を持ってもらうか．おもしろくも正しく情報が伝
わる，まさにターゲットに合わせたフックをつけた企画を毎年考えています．
　そのなかで，2019年に取り組んでみたのが，「バーチャルドクターの健康
相談室」という展示企画です．バーチャルドクターとは，「バーチャルYou-
Tuber」の略で，CGで描画されたアバターのこと．この企画は，医師免許を
持ったVTuberが，来場者の健康上の悩みに答えていきます．この会場では，
リアルな医師が「健康相談に答えます」と座っていても浮いてしまうのです
が，他にもたくさんVTuberのブースが出ているなかで，バーチャルドクタ
ーなら馴染みます．医療相談がしたいという動機よりも，エンターテインメ
ントとして体験してみたいという動機で多くの人が参加してくれました．結
果，「普段はこんなこと相談できないけれど……」という話もたくさん飛び出
し，企画側としても可能性を感じる体験でした．
　今は，自分が立ち上げたomnihealという会社で，依頼を受けて医療情報
の発信に関わる仕事をすることも増えています．例えば，内視鏡などの医療
機器を販売するオリンパスメディカルシステムズと一緒に，上部・下部内視
鏡検診の結果に応じて，その人のリスクや性格に合わせた頻度でLINEメッ
セージを送り，次の検診を促す仕組みを実装しました．そのなかで，ナッジ

を取り入れ，その人の健康に関する思考パターンに合わせて，啓発の発信内容を変えるといった実験に取り組んでいます．

　他にも，広告代理店の電通と一緒に，ウェブの広告枠に掲載されるもののうち，医療や健康に関する広告を医師が医療監修する取り組みを仕組み化し，実験を行いました．ウェブサイトやブログなどの媒体のなかに，広告が掲載されているのを見たことがあると思います．広告主は，どの媒体に自分の広告を掲載するか，1 つひとつ決めているわけではなく，アドネットワークという広告枠の集合体に対して一括して配信していることがあります．広告が掲載される媒体側も，そのアドネットワークに掲載する広告を全て把握しているわけではありません．そのため，医療や健康に関する真面目な記事が載っているサイトに，ちょっと怪しい健康食品の広告が載ってしまうようなことが起こり得ます．それでは，せっかく真面目な情報を載せている媒体は印象が悪くなりますし，広告主にとっても読者との相性が悪く商品が売れないのでメリットはないといえるでしょう．そこで，医療・健康に関する問題がある広告を載せたくない媒体に利用してもらうことを目的に，医師による医療監修をクリアした広告だけが含まれるアドネットワークを作るという実験です．このように，直接的な情報発信だけでなく，間接的な情報発信にも携わるようになっています．

　また，一般向けではなく，医師向けの情報発信で医療に貢献した経験もあります．僕の初期研修医時代にした情報発信の 1 つに，書籍『YouTube でみる身体診察』(メジカルビュー社，2015 年) の発行があります．これは，ターゲットを初期研修医だった当時の自分としています．教科書に DVD が付属するものは珍しくありませんでしたが，DVD は再生するのにプレイヤーが必要です．当直室で見られる映像付き教科書がほしいと思った僕は，YouTube を活用した教科書作りを提案しました．身体所見の取り方ごとに YouTube のページができていて，今は合計 350 万再生くらいされています．実際の現場ではなかなか見られない乳房診察や直腸診といった手技がたくさん見られているのが特徴的だと思います．

インプットには互助の力を使う

　情報をアウトプットするためには，インプットも重要です．僕も論文や書籍など，一般的な情報収集はしていますが，コミュニティベースでの情報収

集を重宝しています．SNS などよりも情報が洗練されていて，双方向でやりとりできるので深く知ることができるのが特徴だと思います．その 1 つが，自分の会社で運営している「SHIP」というコミュニティです．今は 120 人ほどのメンバーが在籍しており，医療者 7 割，非医療者 3 割という構成になっています．医師をはじめとした医療職だけでなく，経営者や投資家，デザイナー，エンジニア，編集者など，さまざまな職業の人がいるので，いろんな角度の話題提供や視点を感じられます．

「日々の気になる情報」として，メンバーが記事や最近の学びを共有してくれるのに加え，「何でも質問チャンネル」では臨床的な内容でオンラインカンファレンスのようになることもあれば，医療とは関係ない内容まで，かなりバラエティに富んだ質問が出ます．そして，ほとんどは誰かが答えてくれる，ありがたい場所です．例えば「グリーフケアに関する本を教えてください」という質問に対しては，医師や看護師，介護事業所を運営する人からおすすめの本があげられたほか，医療機器メーカーに勤務する人が自身のグリーフ体験に基づいたおすすめの講座をあげてくれたりと，多様な意見が集まりました．月 2 回ほどは，イベント（現在はほとんどオンライン開催）も行っており，過去には Twitter での情報発信方法を学ぶ回や，文章を書いて医療系の記者に添削してもらう講座など，情報発信に関連したイベントも開催しました．

あとは，本書にも登場する中山祐次郎先生と一緒に立ち上げた医師コミュニティの「発信する医師団」や，市川衛さんと立ち上げた，メディアと医療者が交わる「メディカルジャーナリズム勉強会」というグループでもさまざまな情報収集をしたり，互助のフィードバックを受けたりしています．

🌐 おわりに

今，僕が意識しているのは，急性期病院のなかで外科医をしていたころはリーチできなかった「病院外の医療」です．病気になる前の予防段階では「うんコレ」などによる啓発を，病気になってからの治療中断を防ぐには「夜間外来」で受診のハードルを下げ，病院を退院し自宅に戻った後は「在宅医療」でサポートし……と，それぞれ力を入れています．医療者は情報の非対称性を維持したまま，患者さんを説得することもできますが，もっと情報提供をして，非対称性を埋める努力をしたうえで，その人が自分の人生をより豊か

1. ビジョン，ゴール

Q1: ビジョン このコミュニケーションを通じて 実現したいことは何か？	Q2: ゴール このコミュニケーションを通じて 社会に期待する変化は何か？

2. ターゲット，コンテンツ，デリバリー，テクニック

Q3: ターゲット 1, 2 の実現のためには誰に伝えれ ばよいか？	Q4: コンテンツ 1, 2 の実現のためには何を伝えれ ばよいか？
Q4-A: デリバリー どのような伝達ツール，伝達形式 で伝えるのがよいか？	Q4-B: テクニック 伝わりをより効率化，最適化でき ないか？

3. ジャーニー，フィードバック

Q5: ジャーニー 伝えた後の行動のデザインはどの ように設計すればよいか？	Q1, 2: フィードバック 1, 2 は達成されたか？　不十分の 場合はどこに問題があるのか？

図2 医療コミュニケーションデザインのための Creative Criteria

にするべく判断できるようサポートをしたいと思っています.

　そういう意味で，「医療者の情報発信」は，世間への情報発信に限らず，個別のインフォームド・コンセントやプロダクト制作なども含めたコミュニケーション・デザインが重要だと思っています. 今，僕はデジタルハリウッド大学大学院のゼミである「デジタルヘルスラボ」で，「クリエイティブコース」の講師として，これまでの経験を伝えています. そのなかで，医療者がクリエイティブに情報発信するときのクライテリアを，デジタルヘルスラボ担当教官である五十嵐健祐先生と一緒にまとめました 図2. 上から順に決めていくと，医療に関する情報発信が行動変容にまで至るようなものを目指しました. 情報発信の起点にはまず「自分は何のために情報発信をするのか」という「ビジョン」があり，発信による「ゴール」と，届いてほしい「ターゲット」を決めて初めて，「どんなコンテンツにするのか」「どんなテクニックを使うのか」という話になると思っています.

　さらに，医療情報の発信では，情報の受け手がどのようなプロセスで受診に至り，受診後はどのような「思考」，「感情」，「行動」を取るのかといったジャーニーや，自分の情報発信に対するフィードバックまで考えるのが重要だと考えています. 情報を受け取って関心を抱いても，どの診療科にかかれ

JCOPY 498-14812

ばいいかわからなければ，受診にたどり着かないかもしれません．また，せっかく行動変容が起きて受診してくれたのに，そこで嫌な体験をしたり，価値が低いと思えば，再度，無関心層に戻ってしまうかもしれません．自分が発信した情報が，想定外の思考や感情，行動を生み出している可能性もありますから，発信の答え合わせというか，フィードバックを受けられるチャネルもあったほうがいいでしょう（このクライテリアについての詳細は，字数の関係もあり別稿に譲りたいと思います）．患者の利益になる情報提供を続けることは，広義での臨床家としての役目といえるのではないでしょうか．

　ここまで，いろいろ言ってきましたが，第一歩目は難しく考えることはありません．僕はターゲットを仮想の誰かにするのではなく，具体的な誰かをイメージした発信をすることで，結果的に背景が似ている多くの人に届く発信になると思っています．ラブソングも，マーケットを考えて書いたものより，具体的な誰か1人に向けた曲が大ヒットしたりします．僕も必要に応じさまざまなことを学びつつ試行錯誤してきましたが，どんな手段を取るとしても，誰かたった1人のためのラブソングが世界中に届くように，自分が本当に助けたかった患者さんに向けたメッセージからやってみると，いい発信ができると思います．

◆ 参考文献 ◆

1) Howe KB, Suharlim C, Ueda P, et al. Gotta catch'em all! Pokémon GO and physicol activity among young adults: ditterence in differences study. BMJ. 2016; 355: i6270.

((ᴀ))

HP （個人）https://141ch.net/
Twitter https://twitter.com/ishiichangdesu
Facebooob https://www.facebook.com/yousuke.ishii
Instagram https://www.instagram.com/ishiichangdesu/
HP （omniheal 社）https://omniheal.jp/
HP （おうちの診療所 目黒）https://omniheal.jp/ouchino/

PERSON
20

「みんパピ！」と「こびナビ」で予防医療への理解を促進する

木下喬弘

みんパピ！みんなで知ろう HPV プロジェクト　副代表
こびナビ（CoV-Navi）副代表

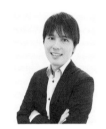

2010 年大阪大学卒．大阪の 3 次救急を担う医療機関で 9 年間の臨床経験を経て，2019 年にフルブライト留学生としてハーバード公衆衛生大学院に入学．2020 年度ハーバード公衆衛生大学院卒業賞 "Gareth M. Green Award" を受賞．卒業後は米国で臨床研究に従事する傍ら，日本の公衆衛生の課題の 1 つである HPV ワクチンの接種率低下を克服する「みんパピ！みんなで知ろう HPV プロジェクト」や，新型コロナウイルスワクチンについて正確な情報を発信するプロジェクト「CoV-Navi（こびナビ）」を設立．公衆衛生やワクチン接種に関わるさまざまな啓発活動に取り組んでいる．

 主な情報発信の手段：Twitter YouTube HP メディア出演

🌐 情報発信をするようになったきっかけ

▍臨床医から公衆衛生の道へ

　　2019 年 1 月，ハーバード公衆衛生大学院の願書を出し終えた私は悩んでいました．救急医としての 8 年間のキャリアのなかで，運良く素晴らしい指導者に巡り合い，いくつかの臨床研究の論文を発表し，国際学会からもコンスタントに声をかけてもらえるようになっていました．一方で，毎年のように 3 大誌に論文を載せている欧米の研究機関には太刀打ちできそうにもない．このまま独学で得た知識を元に研究を続けていても，多くの臨床医の心を動かし，世界の医療を変えるインパクトのある論文を世に出すのは難しいので

はないか．そうした限界を感じたため，ハーバード公衆衛生大学院を受験したのです．次は，「志を同じくする後進の医師のために何か残したい」と思い，何か情報発信をする手段はないかと探していました．これが Twitter を始めたきっかけの 1 つでした．

Twitter で見つけた課題

それまで SNS（Social Networking Service）といえば Facebook で学会報告をするだけだった私は，当初 Twitter の仕組みがうまく理解できませんでした．アカウントを作っても友達がいない．投稿しても誰も見てくれない．一方で 1000 人も 2000 人もフォロワーがいて，いろんな人からいいねやリプライをもらっている医師がいる．どうすれば自分もそうなれるのかと悩みました．

そこで，まずはフォロワーの多い医師がどのような情報を発信しているのかを観察することにしました．発信スタイルは人によってさまざまでしたが，医療情報をわかりやすく解説していたアカウントにフォロワーが多いことに気づきました．まずは自分が得意としている救急・集中治療の分野について，他の人に役立つ知識をつぶやこう．公衆衛生大学院の受験方法は，もう少しフォロワーが増えたら発信しよう．そう決意してから試行錯誤を繰り返し，少しずつフォロワーが増え，発信力も身についていきました．

その頃，Twitter でたびたび話題になっていたのが，「HPV（Human papillomavirus）ワクチン」のことでした．救急医である私は子宮頸がんの知識は皆無に近い状態でしたが，どうやら「がん」を防ぐワクチンがあるらしい．世界では接種することが当たり前になっているのに，日本では危険性が高いという噂が広まり，全く打たれていないと．当時この問題に特に真剣に取り組んでいた峰宗太郎先生などの医師たちによると，HPV ワクチンが危ないというのは根拠がないとのことでした．

ちょうど公衆衛生大学院に進むために渡米した頃でしたので，これも 1 つの勉強ということで，自分でも HPV ワクチンについての論文を手当り次第に読み始めました．するとすぐに，峰先生たちの言っていることが正しいことがわかりました．Cochrane にも Lancet にも，HPV ワクチンには非常に高い感染・異形成の予防効果があることが示されており，重篤な有害事象がワクチンによって増加しているというエビデンスはありません[1,2]．日本でも名古屋市で研究が行われ同様の結果が確認されたにもかかわらず，この論文

はほとんどどこのメディアにも取り上げられていないというのです．こんなことが許されていいのでしょうか？

みんパピ！の設立

　このような課題感を持った私は，まず最初にハーバード公衆衛生大学院のマイケル・ライシュ教授の指導の元で，同級生とともに日本の医療政策研究の論文を書き始めました．ライシュ教授が開発した医療技術を普及するためのハードルを議論する"Access framework"を用い，日本でHPVワクチンが使われない問題点はどこにあるのか，どうすればHPVワクチンの接種率を上げることができるのかということを分析しました．その結果みえてきたことの1つは，「ワクチンを接種するend-userに対する情報提供が圧倒的に少ない」ということでした．

　論文の大枠が固まった頃，ジョンズ・ホプキンス公衆衛生大学院の友人であった一宮恵さんから「一緒にHPVワクチンの情報提供サイトを作らないか？」と持ちかけられました．彼女はコンサルティング会社の出身で，公衆衛生大学院では社会行動科学を専門にしていました．これまでの医師が中心となった活動に限界を感じていたこともあり，仲間を集めようとスタンフォード経営大学院に所属している弁護士の渡邊弘さんに声をかけました．力を貸してほしいと頼んだところ，すぐに「喜んで」という返事をもらいました．医学や疫学の専門性に，行動科学やマーケティングの視点を加えることができたら，本当に現状を変えることができるかも知れないと思ったことを覚えています．

　そこからハーバードの同級生たちや，Twitterで活躍していた産婦人科医，小児科医に声をかけ，10名で一般社団法人を設立しました．プロジェクトの名前は，「みんパピ！みんなで知ろうHPVプロジェクト」．ワクチン接種の是非を問うのではなく，「科学的に正確な医療情報を発信することで世の中を変えていこう」というコンセプトが固まりました．クラウドファンディングを行ったところ約2600万円もの活動資金を集めることができ，さまざまな情報提供を開始しました．

新型コロナワクチンの立場が危ない

　みんパピ！の活動を始めてから4カ月ほど経過した頃，新型コロナワクチンが完成しました．95％と極めて高い発症予防効果を示し，世界中で接種が

JCOPY 498-14812

進めば集団免疫を達成してコロナ禍を終わらせることができるのではないかという期待を抱かせるのに十分なワクチンでした．しかし，当時のメディア報道はひどいもので，大手新聞には「急造ワクチン」という見出しが躍り，「女子高生 100 人にアンケート，新型コロナワクチン 6 割が受けたくない」といった記事が拡散されました．この時，直感的に感じたのが「このままでは HPV ワクチンの二の舞になる」ということです．

　HPV ワクチンが積極的な接種の勧奨が差し控えられるに至った経緯は非常に複雑で，単純に行政やメディアの責任とすれば解決する問題ではないと考えています．新しいワクチンができた時に，安全性に問題がないか慎重になるのは当然で，接種後に起きた体調不良をワクチンが原因と考えるのも自然なことです．問題は，この時に生じた漠然とした社会不安を，医療の専門家が十分に払拭しきれなかったことにもあったのではないかと思います．今回こそは，接種を後退させる情報が日本を埋め尽くす前に，徹底的に抗おうと決意しました．

　幸いなことに，日本にもアメリカにも，同じ危機感を共有していた若手の医師・公衆衛生の専門家がたくさんいました．SNS ユーザーやメディアから非医療従事者目線での疑問を収集し，各国の推奨や論文の内容をまとめ，Q&A の形式で公開したのが「こびナビ（CoV-Navi）」の始まりでした．

　こうして考えると，私は最初から"the public"に対して医療情報を発信することを目指していたわけではなかったように感じます．Twitter を始めたことでさまざまな情報発信をしている医療従事者に巡り合い，彼らに徐々に影響されて活動を始めたのだと思います．

 ## どのように情報発信を行っているか

Twitter

　私の主戦場はなんといっても Twitter で，2021 年 6 月現在 11 万 7000 人のフォロワーがいます．多くの方が医療・公衆衛生に関心があるタイミングにアカウントを持っていたという運の要素もありますが，140 文字に情報をまとめて発信するということには研究を重ねてきたことの結果だという自負もあります．

　Twitter では，速報性のある情報提供を意識的に行っています．例えば，

2020 年に New England Journal of Medicine に 4 価 HPV ワクチンによる子宮頸がん予防効果を示した論文が出た時は，いち早く内容をまとめて Twitter 上で解説しました．新型コロナワクチンについてはさらに多くの情報が日々更新されており，最新の論文で得られた知見の解説に加えて，New York Times や CNN などのニュースを参考に，各国のワクチン接種状況やそれによって変わった感染対策の推奨などについての情報提供をしています．

さらに，こびナビでは Twitter に新たに搭載された「スペース」という機能も活用しています．これは Clubhouse という SNS とほぼ同様のシステムであり，オンラインで行うラジオ配信のようなイメージです．平日朝 8:30 ～ 9:00 にメンバーが日替わりで新型コロナワクチンについての最新の医療ニュースを解説しており，1000 人から 1500 人の方にリアルタイムで視聴していただいています．

ウェブサイト

Twitter 上での情報提供は気軽に見れて拡散されやすいという利点がありますが，情報の流れが速く，アーカイブはほとんど見られません．発信される医療情報は，「教科書」ではなく「ニュース」に近いです．このため，普遍的な情報は別にまとめて掲載しておく必要があります．

みんパピ！ではウェブサイト上に HPV ワクチンに関連する記事を約 40 本掲載しています．HPV ワクチンに関心を持ったものの，なぜワクチンでがんが防げるのかがわからないという方や，安全性が心配という方，また打つことは決めており接種の段取りが知りたいという方など，さまざまなフェーズに対応した情報を提供することを意識しています．

こびナビのウェブサイトは，Q&A が中心です．新型コロナワクチンについては「聞いたことがない」とか「なんで必要なのかわからない」という人はほとんどおらず，「効果がどれぐらい続くか知りたい」とか「不妊になると聞いたが本当か？」といった疑問に答える情報提供のニーズが大きいと考えています．また，医療従事者が患者から聞かれた質問に答えるための資料としてもご活用いただけるように設計しております．

YouTube

Twitter やウェブサイトはあくまで活字での情報提供ですが，日本社会全体として文字媒体の利用率の低下が進んでいることが長く指摘されており，

文章以外の方法での情報提供も重要です．YouTube にはテレビの代わりに自分の好きなエンターテイメントを視聴できるという役割以外にも，書籍の代わりに気軽に情報を得られる媒体としての側面があると考えています．このため，みんパピ！とこびナビでそれぞれの YouTube チャンネルを解説し，アニメーションや過去の講演動画などを掲載しています．

　意外にも人気があったのは，医療従事者を対象にしたコロナワクチン接種後のアナフィラキシー対応の解説動画でした．こちらは YouTube 上で 15 万回以上再生されており，救急医療が専門ではない医療従事者の方々に，手軽に要点を学べるコンテンツとしてご利用いただいていると考えています．

　一方で，思ったほど視聴を稼ぐことができなかったのは，子宮頸がんのドキュメンタリー映像です．この動画は奥様を子宮頸がんで亡くされた方のインタビューで，病気の苦しみや悲しみだけではなく，今の子どもたちの世代に向けた希望を表現した作品です．Twitter 上では複数アカウントで合計 20 万回以上再生されましたが，YouTube 上では 5000 回弱の再生回数に留まっています．このことから，YouTube で非医療従事者に動画をご視聴いただくためには，よい内容の動画を制作するだけでは不十分であるということを痛感しました．より多くの方に関心を持ってクリックしてもらうために，サムネイルなどに工夫をしていく必要があると感じています．

新聞広告

　Twitter 上では，数多くの医療従事者が HPV ワクチンに関する情報発信をしており，医療情報に関心のある方に対する情報提供は行われ尽くしたと考えています．一方で SNS で医療情報収集をしていない方や，デジタルコンテンツへの親和性の低い方へ情報を届ける方法が限られていることが大きな課題です．

　そこで，2021 年 4 月 9 日の「子宮頸がんを予防する日」に合わせて，朝日新聞社に意見広告を出稿しました 図1 ．この広告は，「HPV ワクチンの存在を知らないまま子宮頸がんに罹患する方を 1 人でも減らしたい」という私たちの想いを理解していただいたコピーライターやデザイナーに，プロボノでご協力いただき制作したものです．私個人の Twitter アカウントでこの広告を紹介した Tweet は 207 万インプレッションを獲得し，拡散に協力してくれた他の医師の Tweet も 1000 いいねを超えるものが 10 以上ありました．また，複数のウェブメディアにも広告が出稿されたことを記事としてご紹介い

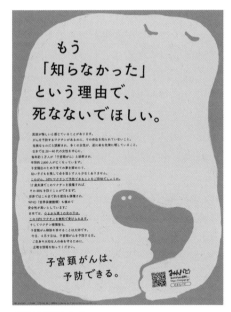

図1 新聞広告

ただくことができました．紙面を手にとってご覧になられた方の反応を直接見ることは難しいものの，非常に大きな反響があったと手応えを感じています．

■ 学校へのポスター配布

　HPVワクチンは小6から高1相当の女子が定期接種の対象で，希望者は無料で接種が可能です．しかし，この年代の子どもたちは病院を受診する機会が少なく，医療従事者からの満足な情報提供が難しいという課題がありました．

　そこで，小児に対するワクチン啓発を長く続けられているKNOW★VPD！と共同で，HPVワクチンに関するポスターを制作しました **図2**．描かれているキャラクターは，人気漫画「コウノドリ」の原作者鈴ノ木ユウ先生にみんパピ！のために制作していただいたもので，かわいらしく親しみやすいとご好評いただいています．制作したポスターは，2021年6月4日に日本教育新聞社の「教育支援活動特別便」というシステムを用いて，全国の全ての中学校（約10,300校）と高校（約5,400校）に配布しました．

JCOPY　498-14812

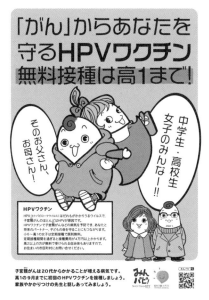

図2 ポスター

医療広告ガイドラインへの対応 / 炎上への対策

　私たちの団体は自施設への患者の誘引は行っておらず，本ガイドラインの意図する広告とは性質が異なると理解しています．しかし，医療情報は誤情報のもたらす影響が大きいため，客観的で正確な情報提供となるよう注意しています．具体的には，団体内の複数の専門家でクロスチェックしてから情報発信をすること，根拠となる文献や公的機関の推奨を適切に引用することで，情報の正確性を担保するよう心がけています．

　また，炎上とは何を指すのかということを定義することは難しいですが，確かにワクチンについての情報提供をしているとさまざまな批判を浴びることがあります．一番重要なのは，情報提供をする際には「知ってほしい」というスタンスを崩さないことだと考えています．医療従事者の役割はあくまで科学的に正確な知識を届けることであり，「接種を検討される方々の自己決定を助ける」という考え方は非常に大切だと感じています．

情報発信をするうえで気をつけていること

　Twitter で情報発信する時に気をつけていることはとてもシンプルで，「人が知りたいこと」を「わかりやすく」書くことです．しかしこの 2 つのポイントは非常に重要で，これができればどのようなテーマの発信でも必ずフォロワーは増えると思っています．

　まず，最初に注意すべきことは「自分が伝えたいこと」ではなく「人が知りたいこと」を書く必要があるということです．普段から情報の受け手のニーズを注意深く観察し，求められている情報を適切なタイミングで出すということに神経をとがらせています．これは医療情報に限ったことではなく，料理研究家であればおいしくて簡単な料理の作り方，投資家であれば市場の予測，ママインフルエンサーであれば子育ての tips に需要があるからフォロワーが増えるわけです．芸能人は例外として，Twitter のなかで成功しているアカウントは全てこれに成功していると思います．

　もう 1 つは，わかりやすく書くこと．特に医療情報は難解になりがちなので，なるべく専門用語を使わないように気をつける必要があります．たとえ話を使いながら身近に感じてもらう手段も有効です．例えば，「モデルナ社製のワクチンが認可された」というタイミングで需要のある情報は，「効果や安全性にファイザー社製のものとの差はあるのか」ということで，「どちらを接種すべきか悩むほどの差はない」という結論を伝えたかったとします．ここで，各々の発症予防効果や副反応の発生率を提示して類似性を主張するだけではなく，「ファイザーとモデルナの違いは，コーラとペプシのようなものです」というようなユーモアを交えた比喩を入れることができれば，一気に情報が拡散されます．

　もう一点付け加えるべきは，「感情に訴えかける表現を使う」ことです．これは毎回の Tweet でできることではなく，時に諸刃の剣となることさえありますが，うまく使えば非常に有効です．例えば，4 月 9 日の子宮頸がんを予防する日には「HPV ワクチンは有効性も安全性も確立されている」ということを伝えるべく，「こんなにも良いワクチンがあるのに，それを知らずに命を落とす人が後をたたない現状が一人の医師として悔しいのだ」と書きました．もちろん科学的に正確で根拠に基づいた情報を出すというのは大前提です

が，それだけでは医療情報は多くの人に届かないのです．受け手側の心を動かす話ができると，行動を変える原動力になることがあると考えています．

 ## 情報収集の方法

　HPV ワクチンに関しては，日本産科婦人科学会に詳しい資料が掲載されており，基本的な情報はここで収集しています．記事を執筆する際には，CDC（Centers for Disease Control and Prevention）や WHO（World Health Organization）などの公的機関の推奨や，重要な医学論文には目を通すようにしています．これに加えて，最新の医学論文については "My NCBI" の機能を用いて，PubMed に掲載された「HPV ワクチン」のキーワードを含む論文のタイトルは週に1回全て目を通しています．

　新型コロナワクチンについては，日々情報が更新されるため，あらゆるチャンネルを用いて情報収集に気を配っています．CDC や米国感染症学会の制作している Q&A に加えて，4大医学雑誌に掲載された論文，重要なプレプリントや企業のプレスリリースなどにも目を通しています．これは1人では到底不可能な作業ですので，こびナビメンバーが手分けをして情報を集め，Slack 上で毎日情報共有しながら最新の情報をアップデートしています．

 ## おわりに

　政府でも学会でもない専門家集団によるワクチン啓発は，前述の KNOW ★ VPD！などの団体が長年取り組んでこられ，大きな成果を出してこられました．みんパピ！やこびナビは，SNS を活用することで，この取り組みを一歩前に進めることができつつあると感じています．今後はさらに個々の医療機関や教育現場との連携を深めることで，より多くの方に科学的に正確な情報を「知ってもらう」取り組みを続けていきたいと考えています．

◆ 参考文献 ◆

1) Arbyn M, Xu L, Simoens C, et al. Prophylactic vaccination against human papillomaviruses to prevent cervical cancer and its precursors. Cochrane Database Syst Rev. 2018; 5: CD009069.
2) Drolet M, Bénard É, Pérez N, et al; HPV Vaccination Impact Study Group. Population-level impact and herd effects following the introduction of human papillomavirus vaccination programmes: updated systematic review and meta-analysis. Lancet. 2019; 394: 497-509.

COLUMN 04

新型コロナウイルスの公共情報タスクフォース

今枝宗一郎

衆議院議員・医師. 新型コロナワクチン公共情報タスクフォース座長

28歳で「全国最年少」で衆議院議員に初当選. 最年少で財務大臣政務官や, 党本部でも医療委員会事務局長など政策部門の役員を歴任し, 現在は, 党医療系議員団・新型コロナ対策本部幹事長を務める. 名大医卒. 37歳 (2022年1月現在).

　新型コロナウイルスとの闘いから2年が経過しましたが, 新たな変異ウイルスの出現により, 重症化率は低いとはいえ, 社会活動に及ぼす影響は大きく, 新たな厳しい状況が出現したりもしています.

　日本ではこれまで, 国民の皆様のご協力の下, 感染者, 死亡者とも欧米に比べてはるかに低い水準に抑え込んできました. 2020年末から2021年にかけて「第3波」といわれる感染者の急激な増加がありましたが, 一方で重症化率は2020年春と比べて3分の1ほどに抑えられています. それはオールジャパン体制で編み出した治療法が大きな要因だといえます. 私は自民党の医療系議員団新型コロナ対策本部の幹事長として, 従来の縦割り体制を打破し, オールジャパン体制を構築, そしてあらゆる方々からの知見を収集し, 今につながる治療法のために奔走した結果, 重症化やお亡くなりになる方の比率がある程度の水準で抑えられていると考えています.

　そうしたなかで, 2021年2月に新型コロナに対するワクチンが特例承認され, 医療従事者, 高齢者, 一般の方にワクチン接種が行われました. 2021年夏の「第5波」もワクチンが感染拡大を抑えるカギとなりました.

　他方, 関心の高まりに乗じて, ワクチンの効果や副反応に関するさまざまな報道がテレビやインターネットなどで流され, 残念ながらデマや科学的論拠のない情報が流布しているのも現状です. そうした状態はまさに「インフォデミック (情報氾濫)」に陥っている状態であるといえるでしょう.

インフォデミックにより大量の情報が氾濫すると，主にインターネットを介して，不確かな情報が急速に拡散することがあります．コロナワクチンについては，既にインフォデミックが発生しており，国民の意思決定に迷いや不安を与えています．ワクチンを打つ，打たない，それは国民皆様の個々の判断に委ねられています．ただ，それは正しい情報に基づいたものであり，ご自身で納得して決めていただけることが大切なのです．

そこで，私はインフォデミックの状況を回避し，たとえインフォデミックが発生しても速やかに正しい情報が提供され，その情報が拡散されることが重要であるとの考えに基づき，医師や各界の専門家の皆様とともに，インフォデミック対策の実施を目的とした「新型コロナワクチン公共情報タスクフォース」を設立しました．

「新型コロナワクチンタスクフォース」では主に HP や SNS などのインターネットを介して，コロナワクチンに関する正しい情報を提供するとともに，政府や各種メディア，有識者や医師らと協力し，不正確な情報や誤った情報の拡散を防止しています．さらにはコミュニケーションの専門家やインフルエンサーを介して，的確な情報を適切なターゲットへ提供できるよう，細やかな対応も心がけています．最近の主だった活動としては，河野太郎ワクチン担当大臣（当時）に「東京ガールズコレクション」へ動画でご登壇いただき，若年層に対してワクチン接種の意義についてお話いただきました．

当初心配された若年者への接種も進み，現在（2022 年 1 月現在），2 回接種者は約 8 割となり世界トップレベルとなりました．

そのような中で，重症化率は低いが，感染力，特に世代時間が極端に短いオミクロンが出現しました．重症化率が低いとはいえ，感染者が増えれば重傷者数は比例します．そのため，感染対策は非常に重要であり，国民の皆様には改めて 3 密のみならず 1 密にも気を付けていただくなどの感染拡大防止に対する行動変容を行ってもらうことが必要です．

変異ウイルス対策として，ブースター接種も前倒しされます．交互接種という新たな接種法も出てきておりますので，正しい情報を受け，国民の皆様が主体的な選択をできるよう努めてまいります．

PERSON
21

心の安らぐサードプレイスを地域に
情報を形にする SHIGETA ハウスプロジェクト

内門大丈
メモリーケアクリニック湘南　院長

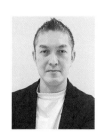

医療法人社団彰耀会理事長．横浜市立大学医学部臨床准教授．1996 年横浜市立大学医学部卒業．横浜市立大学大学院博士課程（精神医学専攻）修了．大学院在学中に東京都精神医学総合研究所（現東京都医学総合研究所）で神経病理学の研究を行い，2004 年より 2 年間，米国ジャクソンビルのメイヨークリニックに研究留学．2008 年横浜南共済病院神経科部長に就任．2011 年から 2022 年，湘南いなほクリニック院長．レビー小体型認知症研究会（世話人，事務局長），N-P ネットワーク研究会（代表世話人），湘南健康大学（代表），日本認知症予防学会神奈川県支部（支部長）などでの取り組みを通じて，認知症に関する啓発活動・地域コミュニティの活性化に取り組んでいる．近年では，SHIGETA ハウスプロジェクト（一般社団法人栄樹庵理事），一般社団法人日本音楽医療福祉協会（副理事長）の創設にも関わる．

((A)) **主な情報発信の手段：** **HP** **Faceboook** **YouTube** **MedicalNote** … ▲ P.186 へ

 ## 情報発信をするようになったきっかけ

▌ 湘南いなほクリニックを開業して

　2011 年 3 月 11 日に東日本大震災が起きたその 4 月に，縁があって平塚市で湘南いなほクリニックを開業しました．開業前の 3 年間は，総合病院の有床精神科に勤務しており，主に高齢精神疾患患者さんの，身体合併症を伴う方を多く診療していました．この時，医師一人の力でできることは限られているということを痛感させられます．一人でその人を治すことができると必死になるより，さまざまな診療科の医師をネットワークさせることで，患者

さんをよりサポートすることができるということを，身に染みて感じました．こういった経験を生かし，開業する際には，「『ひとり』のためのメディカルチーム．」という理念をかかげ，これをホームページに掲載することで有言実行を貫こうとしていました．自分自身が治療をすることはもちろんですが，一人ひとりに向き合い，その人に必要な治療を施してくれる医師に繋げるよう，実際に最善を尽くしてきました．しかし，数年たった後に，医師のみをネットワークさせるだけでは不十分であることを実感し，2018年5月「いなほのやくそく」のアップデートを決意しました．医師が何人集まったとしても，この職種だけでできることも限られているのです．現在は，「同じ志を持つ医療，介護，地域の人々と連携し，街ぐるみで，ひとりひとりを支える医療をつくっていきたいのです．」という言葉を盛り込み，その人に必要なことができる人々は職種に関係なく繋がり，その人が幸せになれる最良の医療提供ができればという思いで日々実践しています．当時は多職種連携，地域包括ケアシステムもまだまだ普及しておらずいろいろな意見をいただくこともありましたが，やはり信じて進むべき道だったと確信しております．

情報発信の必要性

このように，決して順風満帆ではない，しかしながら常により良い医療を考えながら，数年間ひた走ってきました．「先生に出会えてよかった」そんな有難い言葉を頂戴すると，自分がやってきたことは間違っていなかった，そう安堵させていただく場面もありました．同時に，「もっと早く知ることができていたら良かった」そんな言葉もいただくことがありました．そんな時に，ふと頭をよぎるのは「みんなが一人のために最良の医療を尽くしてもらえているのか」．もちろん自分が完璧にできているなんて思ったことは一度もありません．しかしながら，いろいろな人と話すなかで，自分自身も含めた情報の偏りを感じずにはいられませんでした．情報化社会といわれる今の時代で，全員が同じ情報にたどり着けることはなく，ITリテラシーによっても，どんな媒体を情報収集のベースにしているかによっても多少なりとも差が出てきてしまうことは事実です．患者さん，医療従事者，医師，こういったセグメントは関係ありません．

そうであれば，自分が良いと思ったことを発信していくことで，たどり着けていない人がたどり着けるようになる可能性が少しでも広がるのではないかと考え，クリニックのホームページ開設はもちろん，いくつかの代表とな

っている団体からの情報発信を心がけています．この情報発信は，今でこそ SNS かもしれませんが，雑誌や地域の情報誌，ラジオ，チラシ，といったものも非常に重要な役割を果たしてくれており，そういった場も活用しています．また，より多くの人がアクセスしている Facebook ページも開設しました．ここでは，自分たちをより身近に感じてもらえることを目的とし，クリニックのページでは，日々の講演会の報告，医学部学生や初期研修医，後期研修医の実習の様子などを発信しています．より多くの人が繋がる媒体からローカルな情報媒体まで，さまざまな形で網羅的に情報発信することで情報の流れがより良くなることも最近感じています．

情報発信の箱作りと運営への関わり

　　情報の偏りをなくす一環として，さまざまな情報媒体を使うとともに，認知症を軸として人をつなぎ，一貫性のある情報発信ができるような箱作りやその運営に携わっていることもまた，大きなきっかけの 1 つです．

　　私は，40 歳で開業をし，生涯教育，専門家同士の顔のみえる勉強会などの医学教育にも関心を持ち，自分ならこうしたい，という思いから，開業した翌年から湘南認知症研究会（2020 年に終了，全 9 回の学術講演会を企画），2014 年には N-P ネットワーク研究会（2021 年 3 月時点までに計 26 回開催．第 22 回は新型コロナウイルス感染拡大のため開催中止），2017 年 4 月には，日本認知症予防学会神奈川県支部（初代支部長は北村伸先生）を立ち上げ，同年 7 月には，レビー小体型認知症研究会の事務局長に就任しました．N-P ネットワーク研究会と日本認知症予防学会神奈川県支部に関しては，メディカルノート代表取締役の井上祥先生にお願いして，ホームページを開設していただきました．これらの取り組みが認められ，2021 年 6 月 24 日から 3 日間にわたって開催される第 10 回日本認知症予防学会学術集会で副大会長を務めさせていただくことになり，最新情報の集約された場での中核的な運営にも携わることができるようになりました．

　　また，このような取り組み以外にも，私が住んでいる藤沢市を含めた湘南エリアでの活動として，「湘南健康大学」を立ち上げ，認知症関連情報の発信，認知症対策を軸に，さまざまな業種と連携を図っています．そして現在，私のクリニックのある平塚での Community Based な活動である「SHIGETA ハウスプロジェクト」により，プロジェクトメンバーとともに新しい価値を創造することを目指しています．

JCOPY 498-14812

こういった箱作りや運営への関わりがあることで，発信する情報の精度や一貫性が増すため，より多くの人に届けたいという思いが加速させられます．

どのように情報発信を行っているか

　上記のように，さまざまな形での情報発信を心がけていますが，「情報」はご存知の通り，源があります．源を生み出し発信する場合と，源として彷徨っているものを集約して発信する場合，それが暗黙知の場合に形式知とし，言語化することで発信する場合があります．そしてこれらは双方向となることで新たなる価値を生みだします．それを実感できるのがSHIGETAハウスプロジェクトです．クリニックでの主な仕事は，「もの忘れ外来」「在宅医療」「認知症初期集中支援事業」ですが，「認知症の方を地域で支える」にあたっては，単に医療・介護で支えるだけでは十分でなく，医療・介護にうまくつながらない人たちもサポートできる可能性があるサードプレイスが必要であり，私はそこに「SHIGETAハウスプロジェクト」を位置づけています．

SHIGETA ハウスプロジェクトの取り組み

　以前私が，繁田雅弘先生（東京慈恵会医科大学精神医学講座主任教授　2021年5月時点）のお母様への訪問診療を行っていたことと，繁田先生から書籍『気持ちが楽になる　認知症の家族との暮らし方』（池田書店，2018年）の監修協力にお声をかけていただいたことのご縁から，繁田先生と相談を進め，2018年7月に，「『安心して認知症になれるまち』地域にひらけた拠り所を平塚に」という理念をかかげ，「認知症をもつ人とその家族にとって安心できる場」「地域の人のための場」「認知症の啓発の拠点」となる「ハウス」をつくりました．2019年4月には，改修費の必要性から，クラウドファンディングに挑戦し，2019年4月24日には，一般社団法人栄樹庵を設立しました．

　「SHIGETA ハウス」は，認知症をもつ方・認知症をもつ方の家族にとって安心できる場となることがもっとも大切であると考え，「平塚カフェ（認知症カフェ）」を中心に活動しています．さらに，認知症について，認知症をもつ方・認知症をもつ方の家族・専門職・地域の皆さんとともに語り，学び，広く発信していくために「SHIGETAの学校」や「SHIGETAの学校　特別編」として医学の分野を超えたさまざまな領域のスペシャリストを迎えての講座を開催しています．そして，ホームページ上に，会員のために動画を視

聴できる場を作っています．その他にも，「いのちの授業」「土と畑」「バスケットボールで交流」「音 LOVE」，平塚市と湘南ベルマーレとコラボレーションして行っている「国際アルツハイマー月間のイベント」など精力的に活動を展開しています．

SHIGETA ハウスプロジェクトを通じての情報発信

SHIGETA ハウスでは上記の通りさまざまな活動を実施しています．その活動イベントの発信は代表的な情報発信の 1 つです．それに加えて，SHIGETA ハウスでは認知症を軸として人が集まり，オンラインや対面で双方向のやりとりが行われています．例えば平塚カフェ（認知症カフェ）．「ウクレレをやりたい」，「畑仕事をしたい」，「DLB の方が書いている幻視の絵は皆にも是非見てもらったら良いのでは」，そんな雑談で終わるかもしれない話が，SHIGETA ハウスプロジェクトでは，「やってみよう」に変わります．結果として，ウクレレ教室がはじまり，2019 年 9 月のアルツハイマーデーでの音楽 Festival を開催，幻視の原画は 2020 年 12 月には SHIGETA ハウスにて，2021 年 6 月には行政と協力して，市内のアートギャラリーにて展示会を開催しました．

また，「SHIGETA の学校」では事例をもとに多職種のグループディスカッションが行われ，それに対し繁田医師からコメントをいただき，「SHIGETA の学校 特別編」では対談形式でのセミナーを行うことで，情報が双方向のやりとりにより新たなる気付き＝価値や情報発信が生まれています．このように，SHIGETA ハウスプロジェクトの活動は，情報発信 → 情報集約 → 双方向で新たに生まれた価値（暗黙知の形式化，融合）→ 情報発信という，情報発信の螺旋的発展を生み出すことができています．

ここでポイントとなるのは，双方向の情報融合です．利害関係の見える双方向の融合ではなく，心理的安全性の確保による融合です．B to B では利害関係者同士のみで新たなる価値の創造は実現可能ですが，まだまだセンシティブに扱われる傾向にある認知症というワードとともに，地域一人一人の居心地の良い場作りをするためには，心理的安全性の確保された空間なくして情報融合はなし得ません．SHIGETA ハウスはこの心理的安全性が確保されている場所と認知されているからこそ，それぞれの思いが共有され，配慮され，情報として融合し発信されていくことも可能となっていますし，今後さらなる，心の拠り所＝サードプレイスとして居心地の良い場となっていくこ

JCOPY 498-14812

とも期待しています．

　だからこそ，私のクリニックに地域医療実習でくる医学部学生や初期研修医，後期研修医は，必ず「SHIGETAハウス」に連れていきます．ここで得られる学びは，病院内にいるだけでは経験できず，医療・介護を超えた街ぐるみで支える地域共生社会を体感できる場となっていると確信しています．これからの日本を担う若者たちに知ってもらうことで，情報発信の大きな力ともなります．

使用している情報発信ツールの活用方法

　前述したように，より多くの人がつながる媒体からローカルな情報媒体まで，さまざまな形で網羅的に情報発信していくことが効果的な活用方法だと考えています．

　「SHIGETAハウス」で主に利用しているSNSは，FacebookとYouTubeになります．より多くの人とつながっていくためには今や必要不可欠です．その一方で，国内のSNS利用率はLINEを除いて40%未満であるというデータもあり，残りの60%へ情報を届けるアプローチとITリテラシーをあげるきっかけ作り両方が必要であるといえます．

　情報を届けるアプローチとしては，幅広い年代に馴染み深い形での情報発信として，紙媒体も積極的に利用しています．ライターが中心となってチラシを作成し，地域に配布，雑誌やタウン誌も活用しています．また，書籍からの発信もすべく，2019年4月24日，「一般社団法人栄樹庵」の設立と同じ日に「HOUSE出版株式会社（代表取締役：内門大丈）」を立ち上げ，SHIGETAハウスの代表理事である繁田雅弘先生の書籍『認知症の精神療法　アルツハイマー型認知症の人との対話』を上梓しました．この書籍は，全国の書店に加えて，Amazonや楽天ブックスなどのネットショップで購入できますが，SHIGETAハウスのウェブサイト内にある「平塚雑貨店」(https://hirazakka.thebase.in) でも購入することができます．

　これらの取り組みにより，私たちの活動をもっと知りたいと思い，HPやSNSにアクセスするきっかけ作りになれば，私たちが手がける2つのウェブサイト「エイト『認知症と診断されたあとも続くあなたらしい暮らしへのヒント』」(https://8eight.org/) と「SHIGETAハウスプロジェクト」(https://shigetahouse.org/) という最新情報をタイムリーに届けているサイトへ訪れてもらうことができるとも考えています．

このように，偏らずにさまざまな情報発信を活用していくことで，本当に情報を届けたい人により必要な情報が届く仕組み作りが少しずつですが進められているように感じています．

 ## 情報発信をするうえで気をつけていること

医療広告ガイドラインへの対応，炎上への対応

「SHIGETA ハウス」は，医療機関ではないため，ホームページ上で特定の医療機関受診に結びつけるようなことはしておりません．「認知症」に関する医療情報の発信が主な目的です．中核となる理事には，ベテランの弁護士やライター・編集者がおり，内容が法的規制に抵触しないかはもちろん，法だけではない個人への配慮も欠かさずに行っています．また Facebook や YouTube といった SNS を主に利用していますが，常に利用者からの投稿を確認し，投稿されたコメントについては必ず返信するようにしています．現在までに，幸いにも「炎上」を経験していないのもこういった要因も 1 つであると捉え，継続して配慮していく予定です．

情報発信をするうえでの配慮

SHIGETA ハウスのウェブサイトでは，認知症と診断された人に読んでいただけるように，できるだけわかりやすい表現で記載しています．まだまだコンテンツは不十分ですが，特に「エイト」では，このことを心がけ，将来的には，認知症の当事者の人と相談をしながら，情報発信をしていく予定です．

情報発信をいかに継続させるか

おかげさまで，サポートしてくださる方，ファンになってくださる方が徐々に増えていきます．そういった方々の期待に応え，志を実現するためにも，情報発信の継続，も意識しています．

コロナ禍の現在においても，感染対策をしっかり行いながら人数限定での「平塚カフェ『認知症カフェ』」や Zoom システムを利用しての「オンライン平塚カフェ」，「オンライン SHIGETA の学校」を開催しています．

また，地域としてはこの状況下では中断を余儀なくされている学習機会が

少なくないと知り,「平塚三師会認知症を知る『学び直し』研修＠ SHIGETA ハウス」と銘打ち,医師歯科医師薬剤師三師合同の学びの場を昨年度からハイブリット形式で開催しています.「継続すること」,「絶やさないこと」が情報化社会の迷子を生まず,情報の信頼性につながると考え意識して取り組んでいます.

 ## 情報収集の方法

　私自身は,今までご紹介してきたさまざまな活動(SHIGETA ハウスプロジェクト,N-P ネットワーク研究会,日本認知症予防学会神奈川県支部,レビー小体型認知症研究会,湘南健康大学)の運営に関わるなかで,単に文献検索や教科書から学ぶだけでなく,多分野の専門家から直接に情報を得ることができます.そして,自分の専門は,「認知症・老年期精神疾患」であるので,そこの部分に精通しなければいけないということを意識するとともに,他の分野に対しても幅広い知識と知見をもちあわせる「T 型人材」を目指していきたいと考えています.たまたま専門が認知症領域であり,この分野は,現状,疾患の根治療法がないために,さまざまな業種と連携する Community Based Approach が必要です.一方で,私は,もともと私の家業であった「服飾関係の事業」,大学生時代のアルバイト仲間と立ち上げている「飲食店」の運営にも関わっています.医業とは,全く関係ないと考えていたこれらの仕事が,地域共生社会という枠組みのなかでは,大切になってきていることに気がつきます.with コロナの時代にあっては,「医・衣・食・住」は,エッセンシャルなものであり,それらが有機的につながってこそ価値があると考えています.つまり,情報収集は医学の分野にとどまらず,街にでて目につくもの全てを対象にすることが,ひいては目の前にいる一人の人への最善の治療から,新たなる価値の創造までの近道だと信じています.

 ## おわりに

　湘南いなほクリニックを立ち上げて 11 年,SHIGETA ハウスプロジェクトを副代表として立ち上げて 2 年たちました.2022 年 4 月にはメモリーケアクリニック湘南を開業いたします.昨今のコロナ危機のなかでは,医療のなかでも遠隔医療をはじめとするコンタクトレス・テクノロジーの進化など,こ

心の安らぐサードプレイスを地域に　情報を形にするSHIGETAハウスプロジェクト

こ数年で考えられないほどの変容がありました．今後さらにデジタルトラン
スフォーメーションが加速していくと考えられています．私は，趣味でヨッ
トに乗ることもありますが，この情報化社会においては，押し寄せる情報の
波に飲み込まれず波を乗りこなし，大事なことを支えられる船のような存在
でありたいと常々考えています．そして，大事なこと，とは，人との交流，
です．「SHIGETA ハウス」でさまざまな人たちが双方向の情報交換を安心
して行えるような地域密着型のサードプレイスづくりが根付いていくと信じ
ていますし，私自身も，これからも歩みを止めず，ひとりのために，地域の
ために，共に歩む仲間を大切にしながら，新しい試みにチャレンジしていき
ます．

((A))

HP （メモリーケアクリニック湘南）https://memorycare.jp/
（SHIGETA ハウスプロジェクト）https://shigetahouse.org/
（SHIGETA ハウスプロジェクト運営サイト『エイト』）https://8eight.org/
（N-P ネットワーク研究会）http://npnetwork.jp/
（認知症予防学会神奈川県支部）https://medicalnote.jp/features/dementia_prevention/
kanagawa
（レビー小体型認知症研究会）http://www.d-lewy.com/
（平塚雑貨店）https://hirazakka.thebase.in/
（湘南健康大学）http://shonankenkou.sakura.ne.jp/
Faceboook （SHIGETA ハウスプロジェクト）https://www.facebook.com/
shigetahouseproject/
（N-P ネットワーク研究会）https://www.facebook.com/npnetwork99/
Twitter （SHIGETA ハウスプロジェクト）@SHIGETA05453228

JCOPY 498-14812

PERSON 22

相手の価値フィルターを意識した
対話としての情報発信

佐々木　淳
医療法人社団悠翔会

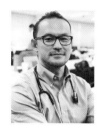

1973 年京都市生まれ．手塚治虫のブラックジャックに感化され医師を
志す．1998 年筑波大学医学専門学群を卒業後，社会福祉法人三井記念
病院に内科研修医として入職．消化器内科に進み，主に肝腫瘍のラジ
オ波焼灼療法などに関わる．2004 年，東京大学大学院医学系研究科博
士課程に進学．大学院在学中のアルバイトで在宅医療に出会う．「人は
病気が治らなくても幸せに生きていける」という事実に衝撃を受け，
在宅医療にのめり込む．2006 年，大学院を退学し在宅療養支援診療所
を開設．2008 年，法人化．医療法人社団悠翔会・理事長に就任．現在，
首都圏と沖縄に 18 の在宅診療拠点を展開している．

 主な情報発信の手段： Facebooook Twitter … ▲ P.193 へ

🌐 Facebook による「孤立解消」から「情報発信」へ

　　Facebook を本格的に始めたのは 2011 年．

　　最初の在宅療養支援診療所の開業から 5 年，いろんな壁にぶつかり始めた
ころでした．

　　それまでは勢いだけでなんとかやってきていました．最初のうちは，情熱
的な若き在宅医に，地域の介護専門職はたくさんの在宅患者さんを紹介して
くれました．当時はいまでこそ普通の「在宅総合診療」・「確実な 24 時間対
応」というのが，まだまだ当たり前ではありませんでした．うちの近くにも
診療所を出してくれ！という引き合いを多くいただくようになり，5 年目で
都内に 4 診療所を展開．初めて埼玉県に診療拠点を開設しようと準備をして
いました．

これまでは目の前の患者さんに専念していればよかったのですが，診療拠点が増えたことで，組織マネジメントという新しい課題が生まれました．4つの拠点で4つのチームがバラバラに活動することで，当初のチームが持っていた一体感は希釈されていきました．強い熱意に引かれるように集まってきてくれた専門職も，徐々に新規採用に難渋するようになり，計画中の5つめの拠点は管理医師が確保できず開設が延び延びになっていました．地域によっては地区医師会とのコンフリクトも目立ってきました．

　管理業務を相談できる相手がおらず運営面では八方ふさがり，8人まで増えた常勤医師が，個々の価値観で行動するのを制御できず，診療面でも品質にばらつきが出るようになってきました．それでも常勤医師のライフワークバランスを確保するために，自身は800人の居宅患者・年間200人の看取りに24時間1人で対応を続けており，このままでは過労死するかも，そんなことをぼんやりと考えるようにもなってきました．そんななか，Facebookのコミュニティに救いを見出しました．

　きっかけはよく覚えていないのですが，ある薬剤師さんが，同じく在宅医療で苦労している若い家庭医を紹介してくれ，そのつながりから徐々に在宅医・家庭医とFacebookでつながりが増えていきました．みんな同じようなことで悩んでいるのだ，という連帯感，そしてそんな悩みに対して，どのように対応しているのか，自分の感情にどのように向き合っているのか，日々の発信のなかから多くのことを学ばせていただくようになりました．また自分自身も，日々の診療で感じたこと，考えたことを少しずつ言葉にして，それを発信するようにしました．それに対してコメントをいただき，そのコメントに返信をして，ということを重ねながら，自分自身の考え方が徐々に言語化できるようになってきました．その後も，仕事で出会った人，学会や講演会であいさつした人，こまめにFacebookでの友達のつながりを作りながら，発信を読んだり，発信をしたり，フィードの上で対話をしたりを繰り返しながら，徐々に相互フォローする仲間が増えていきました．

　一方，日々の診療のなかでは在宅医療の経験の積み重ねを通じ，在宅での患者支援においてさまざまな課題の存在を痛感するようになりました．同時にFacebookを通じて，多くの専門職が同様の課題意識を共有していることもわかりました．

　そんななか，Facebookグループとして「在宅医療カレッジ」をスタートしたのが2015年でした．

相手の価値フィルターを意識した対話としての情報発信

 ## 在宅専門職の学びのプラットフォーム「在宅医療カレッジ」

在宅医療カレッジは在宅医療・介護多職種のための学びのプラットフォームであることを意識して運営しています．その最大の目的は「スムーズな多職種協働を通じて理想の在宅医療を実現すること」です．

よりよい在宅医療・ケアを提供していくため，多職種が共有しておくべき知識について，それぞれのフィールドで活躍するトップランナーを「教授」に迎えて定期的なセミナーを開催するとともに，それを Facebook 上で共有し，登録されている 2 万人を超えるメンバーに，24 時間学びと交流の機会を提供しています．

医療と介護の連携，多職種協働の重要性は介護保険スタート時から叫ばれています．しかし，介護保険法施行から 21 年を経過した現在でも，いまだに大きな課題であり続けています．各地で「顔の見える関係づくり」が行われていますが，多職種協働は必ずしもスムーズに進んでいません．Wikipediaによれば，協働（きょうどう coproduction / cooperation）とは「複数の主体が，何らかの目標を共有し，ともに力を合わせて活動すること」と定義されています．仲がいいだけでは多職種はチームとしては機能しません．少なくとも「目標の共有」と「チームワーク」の両方が必要なのです．

専門職は自身の専門性を磨くことに専念する傾向があります．しかし専門性の殻に閉じこもっていては，多職種協働を通じてその専門性を効果的に発揮していくことはできません．専門外領域における課題の広がりと，自分以外の専門職の役割を理解しておく必要があります．

また，共有された目標を達成するためには，課題意識の共有，課題解決に向けてのプロセスの共有も必要となります．つまり，単なる「顔の見える関係」だけでは，チームワークは発揮できなないのです．

在宅医療カレッジは，専門性の枠を超えた合同の学びの場を提供することで，在宅療養支援に必要な知識やスキルの全体像を俯瞰し，より効果的な役割分担，そしてそれぞれの専門職の役割を再定義することをめざしています．そのなかで，専門職は「自分が提供すべき専門性」ではなく「自分が求められている専門性」という視点で，自らの知識とスキルを磨いていくことが重要であると考えています．

しかし，在宅医療における「学び」には難しさがあります．在宅ではそれ

ぞれの専門職が独立して仕事をしていることが多くて，現場で同職種・他職種から学ぶ機会がそもそも少ないのです．自ら意識しなければ最新の知見に触れることが難しく，日々の業務のなかで，専門職としての成長が滞る可能性があります．成長が滞ると，自らの仕事の本来の目的を見失い，業務そのものが目的化してしまう危険もあります．

　また実際の現場では，多職種協働の役割分担のなかで，専門外領域との接触機会そのものが少なく，自分が「知らない」こと自体に気がついていないケースも多いと思います．

　だからこそ，在宅医療カレッジは，

① 各専門職に「気づき」を通じて学びのモチベーションを刺激すること．
② 自主的かつ効果的な学びのためのナビゲーションを提供すること．

　この2点に特に留意してきました．

　そして，各回の「教授」を招聘するにあたっては，単に「優れた専門家」というだけではなく「未来の課題解決のために全力で取り組んでいる情熱的かつ魅力的な専門家」であることを重視してきました．その講義を通じて発信されたメッセージによって，専門職としての新しい生き方を見出した仲間も少なくありません．

　しかし，このような直接対話型の教育プログラムには，さまざまな物理的な制約が存在します．この制約を乗り越えて参加する仲間の多くは，実はすでに高いモチベーションをもっています．そして学びたい人は，自分の力で学ぶことができます．理想の在宅医療・ケアを実現するために本当に必要なのは，現時点で「学び」に対して消極的な人たちのスイッチを入れること．そしてそのための「気づき」のメッセージなのではないでしょうか．

　ライブの現場に集うことができる幸運な100〜200人程度が独占している素晴らしい講義を，より多くの人に届けることができれば，そしてそこに込められた教授陣の熱い思いを一点に集約することができれば，多くの消極的な専門職の固定観念と現状維持の固い殻を打ち壊し，成長のためのエネルギーを提供することができるかもしれない——．そんな思いで，一昨年はこれまでの21講義のダイジェスト版を1冊の本にまとめました．

　一昨年からのコロナ禍で，対面での学びの場はとりあえずクローズしています．しかし，オンラインでの学びの場には，最大で1000人近い仲間が集まることも．場所という物理的制約が取り払われたことで，より多くの人にメ

JCOPY 498-14812

ッセージを届けることができるようになりました.

　また,オンラインで配信されたコンテンツ（セミナーやシンポジウム）の内容は,ダイジェスト動画にまとめるとともに,テキストに書き起こし,参加者が振り返りやすいように工夫するようになりました.

情報発信と収集の多様化へ / Twitter の活用

　2020年4月からのコロナ禍は,情報収集と情報発信のそれぞれに大きな変化を生み出しました.

　情報収集においては,マスメディアの情報ではなく,その領域の第一人者の発信を積極的に取りに行く,という姿勢が生まれました.私自身も（決して第一人者というわけではありませんが）新型コロナに関する論文を日本語で要約したものや,在宅や施設での新型コロナ対策についての提案などをFacebookで共有したところ,フォロワーが一気に10倍ほどに増加しました.

　誰もが信頼できる情報に飢えているということ,そして,専門職にはその信頼に応えるべく,情報を適切に取捨選択し,わかりやすく（しかも誤解のないよう）それを伝えていく責任があると痛感しました.

　そんななか,自身でスタートしたのがTwitterです.

　こちらもアカウント自体はFacebookを始めた2011年から持っていたのですが,使い始めたのは2021年の3月です.

　最初は新型コロナに関する信頼できる情報をチェックするためでしたが,閲覧するなかでFacebookとはけた違いの拡散力があることを知りました.在宅医療カレッジで共有されているような内容をつぶやき始めたところ,フォロワーは5カ月で7000人まで増加しました.

　在宅医療カレッジは,「気づき」を通じて学びのモチベーションを刺激すること,自主的かつ効果的な学びのためのナビゲーションを提供することが,情報発信していくうえでのポイントでしたが,であれば,もしかすると140字でも十分なのかもしれない.そんなことを考えるようになりました.

　今後は,Twitterによるキーワードや問題提起,そこから動画やテキストにリンクを誘導しながら,関心に応じて学びを深めていけるようなオンラインプラットフォームを目指して,整備を進めています.

情報発信するうえで気をつけていること

　発信された情報は数多くの人の目に触れ，そしてその人たちが，その情報を獲得するための時間を消費します．2000字の文章を2万人に届ければ延べ170時間，2時間のセミナーを500人に届ければ延べ1000時間，15分の動画を1万人に閲覧させれば延べ2500時間を消費させることになります．この時間を時給1200円で計算すると，かなり大きな金額（2500時間だと300万円）になります．それだけの価値のある情報なのか，ということを反芻してから，発信するようにしています．

　ここでの「価値」とは，単に「正しい・新しい」ということではなく，それが個々の専門職が担当している患者さんの生命・生活・人生の質を改善するのか，そして専門職がそのための具体的な行動を起こせるのかという点にフォーカスするようにしています．その領域は，パールやTIPSとよばれるものから，理論，価値観，概念まで，自ずと幅広いものになっています．

　また，事実をどう解釈するのか，という部分においては，当然さまざまな考え方があります．そのような場合は，「である」「であるべき」と断定するのではなく，あくまで自分はこう考える・思うが，みなさんの意見はどうか，という形で，オープンなディスカッションを誘導することを意識しています．

 ## おわりに

The universe is made of stories, not of atoms.
（世界は原子ではなく，物語でできている．）

　アメリカの詩人，ミュリエル・ルーカイザーの言葉です．
　情報には，その人の人生を左右しうる大きな力があります．
　いまSNS上では，新型コロナワクチンは打つべき，打つべきでない，打ってはいけない，など多様な意見が溢れていますが，その論拠となるのは，やはり誰かの発信した情報です．その情報は，その人の価値フィルターを通じて翻訳され，欠けた部分・理解できない部分が勝手に補足され，そしてその人の考えを形作っていきます．そして，事実と事実は勝手につなぎ合わされ，物語ができていきます．

JCOPY 498-14812

情報を発信する側は，この情報が，フィルターを通じてどのように見えるのか，意識をする必要があります．正しさを主張し，相手のフィルターを破壊しようとすれば，相手は事実から目を背けてしまいます．

必要なのは，その人がどんなフィルターを持っているのか，なぜそのフィルターを選択したのか，そして，どうすればその人に事実を伝えることができるのか，ということです．

情報発信は，対話・コミュニケーションそのものなのだと改めて思います．

そして，それは日々の私たちの診療においても，まったく同じなのだとも．

私たち臨床家は，日々の診療を通じて患者と対話し，対話を通じてその人の価値観を理解するとともに，対話そのものを援助の力にするための努力をしています．

そして，SNS を通じた情報情報は，1：多という点で日々の診療とは異なりますが，相手の価値フィルターを意識する，相手が情報を拒絶するのではなく受け入れてもらうよう努力する，という意味ではやはり同じだと思います．

コロナ禍でオンラインというつながりがより一般的になった現在，情報発信のあり方も，これまで以上にコミュニカティブなものが求められるようになるのかもしれません．

((A))

HP http://www.yushoukai.jp/

Faceboook （個人）https://www.facebook.com/junsasakimd/

Twitter （個人）https://twitter.com/junsasakimdt

Faceboook （在宅医療カレッジ FB グループ）https://www.facebook.com/groups/HOMIS.
collage

保護者向け医療情報提供プロジェクト 「教えて！ドクター」

坂本昌彦

佐久医療センター　小児科・国際保健医療科

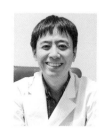

2004年名古屋大学医学部卒業．愛知県や福島県で勤務後，2012年タイ・マヒドン大学熱帯医学ディプロマ取得．2013年ネパール・ラムジュン病院小児科．2014年より佐久医療センター小児科・国際保健医療科．専門は小児救急，国際保健．日本小児科学会救急委員・健やか親子21委員．日本小児科学会専門医，PALSインストラクター．2015年から佐久市・佐久医師会「教えて！ドクター」プロジェクト責任者．同プロジェクトは2018年グッドデザイン賞及びキッズデザイン賞優秀賞，2019年「健康寿命を伸ばそうアワード」優秀賞，2021年「上手な医療のかかり方」最優秀賞受賞．2021年長野県新型コロナウイルスワクチン接種アドバイザー．Yahoo!個人オーサー．ヨミドクターコラム執筆者．現在帝京大学公衆衛生大学院博士後期課程在籍中．

((A)) 主な情報発信の手段：**Twitter** **Facebook** **Instagram** **HP** **アプリ** ▲ P.199 へ

情報発信をするようになったきっかけ

　大学卒業後，7年間地元の愛知県で小児科医として働いていましたが，2011年の東日本大震災で緊急医療支援に関わったことをきっかけに，1年間福島県立南会津病院で勤務しました．当地域は新潟県の山間部に位置する豪雪地帯ですが，ある吹雪の晩，保護者が最奥の集落から1時間半かけて乳児を連れて受診しました．乳児はごく軽症で受診も必要ありませんでしたが，往復の雪道は非常に危険で，疾患そのものよりも病院受診のほうがハイリスクの状況に衝撃を受けました．保護者が子どものホームケアや受診の目安の知識を得ることで子育て負担軽減に繋がればと，日常診療後に保育園を巡回して保護者向けに出前講座を始めました．その後佐久に移ってからも同様の

ニーズがあると考えていたところ，佐久医師会が保護者向けの医療啓発プロジェクトを計画していると知り，責任者として立ち上げから関わらせていただくことになりました．

どのように情報発信を行っているか

　佐久医師会でも，以前から保護者向けに情報提供を行っていましたが，文字が多めでわかりにくく，実際に役に立っている実感も得られにくい印象でした．そこで，正確な医療情報を保護者に届きやすい形で発信するしくみが必要と考えました．2015 年に佐久医師会・佐久市の支援のもと，イラストデザイナーやウェブデザイナー，アプリプログラマーらとともに，「教えて！ドクタープロジェクト」を立ち上げました．これは主に子育て世帯の保護者を対象としたプロジェクトで，小児医療の情報をわかりやすく解説した冊子を制作し，保育施設で出前講座を行う活動です 図1．同時に，子育て世帯がより使いやすい電子媒体をと考え，冊子データを元に無料アプリを制作・リ

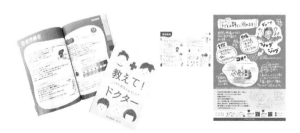
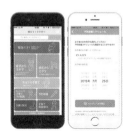

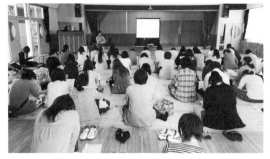

図1 出前講座の様子と冊子，アプリなど

リースしました．翌年からはより子育て世代に届くように Twitter や Instagram 等の SNS の活用を開始し，広く情報提供を始めました．

我々のプロジェクトは，小児の病気の症状やホームケアの知識，病院受診の目安をわかりやすく伝えることで，保護者の子育て不安の軽減，家庭内看護力の向上を目的としています．また，保護者が正確な知識を得ることで軽症患者の小児救急受診が抑制され，救急医療現場の負担軽減，医療費の軽減につながることも期待しています．そのため医療者と保護者の間で共有できるコンテンツ（共通言語）を作り，医療現場の負担軽減と保護者の子育て不安の軽減を目指しています 図2 ．

無料アプリを介した保護者向けデジタル情報の提供について

当プロジェクトの特徴でもある無料アプリについて補足します．これは前出の冊子データをアプリとしてリリースしたもので，病気のホームケア，救急車を呼ぶタイミングや病院受診の目安，乳幼児の防災情報，子育て相談窓口（佐久市）などまとめています．

防災情報に関しては，私自身の東日本大震災時の医療支援の経験も反映されています．2011 年 3 月に岩手県大槌町の避難所で緊急医療支援に関わりましたが，避難所にはテレビのワイドショーなどを通じての情報は届くものの，医学的根拠のはっきりした学会の情報などはなかなか一般の方には届きにくい状況でした．ましてや被災直後で停電している場合には，テレビの情

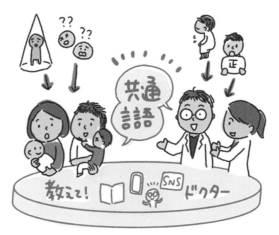

図2 医療者と保護者の共通言語作り

報も届きません．災害時に保護者が正確な情報にアクセスできることが極めて重要だと考え，2016年の熊本地震を契機に本格的に情報を集約することを始めました．現時点で子どものいる家庭での災害準備，授乳中の児やアレルギー児，発達障がい児や医療的ケア児の対応など一通りの情報は網羅されています．我々の情報はいったんアプリをインストールしていれば，インターネット接続が不安定でも閲覧できる点が強みです．

　また予防接種スケジューラも搭載しています．生年月日を入力すると予防接種の目安時期がわかります．この狙いのひとつは意外に多い接種忘れ対策です．1歳になるタイミングで接種する予防接種は定期接種だけで4本（ヒブ，肺炎球菌，麻疹風疹，水痘）ありますが，これが出産後1年で職場復帰する場合，タイミングが重なるため時々接種忘れが起こるのです．

　子どもの急な体調不良など，緊急時に慌てて情報を探そうとしても，ネットの広い海に飛び込んでしまうとおぼれてしまうことがあります．アプリに情報が集約してあれば，最初から指先ひとつで対処法を確認でき，直接119番や子育て相談窓口にも電話できます．子育て世代はスマホを肌身離さず携帯している世代で，旅先での子どもの体調不良時などにも役立つと考えています．アプリのダウンロード数は約27万件（2021年9月現在）で，国内のみならず多くの海外在留邦人の方にもご利用いただいています．

医療広告ガイドラインへの対応 / 炎上への対策

　まず医療広告ガイドラインへの対応ですが，当プロジェクトはアプリも含め有料コンテンツは一切ありません．またアプリやウェブサイトにも一切広告を掲載していません．活動内容はあくまで医療情報提供で，当プロジェクトに関係する組織や特定の医療機関をすすめることもしていません．

　次に炎上対策ですが，医師会名を冠しているプロジェクトでもあり，公的要素も強いことから，Twitterを始めた当初から炎上に注意しています．クレームの矛先が母体に向かうことで活動に影響が出る可能性は絶対に避けなくてはいけないためです．当プロジェクトのウェブデザイナーがネットリテラシーに詳しいため，投稿の際，題材や表現に関して悩んだ場合には彼女に相談することとし，またチーム内で議論を重ねてからニュートラルな形で投稿することにしています．感情が高ぶった状況では投稿を控えるように心がけ，特にアルコールを摂取した日はTwitterの投稿は行わないルールも決め

ています．

 ## 使用している情報発信ツールの活用方法

　SNS では FB と Instagram, Twitter を活用しています．それぞれにリーチ層が異なることを意識しています．例えば FB は中高年層や子育て支援団体へのリーチが，Instagram や Twitter は若年層や子育て世代へのリーチが優れています．届けたい発信情報が，「誰に届けたいものなのか」を考え，ツールの優先順位を決めています．例えば共働きで祖父母世代が孫育てをする時代ですので，年配者に昔と今の子育ての違いを説明する情報提供は FB での発信を手厚くし，そういった情報はアナログの冊子でも提供しています．

 ## 情報発信をするうえで気をつけていること

　発信内容としては「誰も責めない」ことを強く意識しています．医療啓発は上から目線になりがちで，圧の強い啓発に陥りがちです．強いメッセージはファンを獲得することもありますが，反発も生み，その多くは静かに離れていくため気づくことは難しいです．

　正確な子育て情報を求めている保護者は不安も強いことがあり，まずは安心してほしいと思っています．そのため，わかりやすく安心できる医療啓発，すなわち「やさしい（優しい＋易しい）啓発」を心がけており，温かいタッチのイラストなど工夫しています．

　また，SNS では届かない層がある（むしろ世の中全体では届かない層のほうが多い）ことも意識しています．SNS 上で多数派でも世の中全体の意見を代表しているわけではない点を意識しないと，啓発の手応えなど見誤る可能性があります．また，必ず医学的な根拠を徹底的に確認していくことも必要です．少しでも不安要素があれば，それがクリアになるまで投稿しません．調べてクリアにならなければ，「この部分はまだわかっていない」と隠さず記載しています．記事を書くときは必ず根拠となる医学文献の提示を心がけています．

JCOPY 498-14812

情報収集の方法

チーム内やSNSで話題になった内容や，日常診療で出た疑問をもとにトピックを考えています．日本の小児科関連の商業誌などをざっと読んで日本の医療者間のコンセンサスやトレンドを確認し，アメリカ小児科学会やCDCなど海外の公的情報を参考にしたり，PubMedでの検索で見つけた論文を読み込んで原稿を作成します．それを記事にしたり，フライヤー原案にしています．

 おわりに

医療情報の発信，特にSNSを活用した発信はまだまだ全ての医療者に一般的ではありません．なかなか同じ医療者に理解されないことも少なくありませんが，風向きは変わりつつあると実感しています．発信を通じて繋がった仲間も少なくありません．皆で協力していきたいと思います．

医療情報発信をしていると「オリジナルな発信でなくては」と思ってしまうかも知れませんが，正確な医療情報は総じて「目新しくない」情報です．むしろ複数の医療者が同じ内容を発信することは，非医療者にとってその情報の信頼性が上がることに繋がります．引き続きありふれた，しかし大切な情報がより遠くまで届く工夫を考えたいと思っています．

HP https://oshiete-dr.net/
Twitter @oshietedoctor
Faceboook https://www.facebook.com/oshietedoctor

PERSON
24

医師を目指す中高生を応援する「医学を志す」

朝倉太郎

医療法人優雅 かねしろ内科クリニック 副理事長
AVENUE Education 副代表

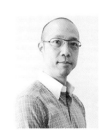

2003 年横浜市立大学医学部卒．2003 年横浜市立大学大学院医学研究科分子薬理神経生物学，2007 年 3 月に医学博士．以後，客員研究員，非常勤講師として現在に至るまで研究，教育に携わる．聖隷横浜病院での臨床研修を経て，鶴間かねしろ内科クリニック院長として地域における糖尿病医療を実践する．2020 年より現職．2015 年に "AVENUE Education" を設立．「医学を志す」などさまざまな企画や SNS における情報発信を介して，医学部を目指す中高生をサポートしている．

 主な情報発信の手段：**HP** **LINE** **Twitter** **Instagram** ➠ P.208 へ

🌐 情報発信をするようになったきっかけ

▌研究者から臨床医へ

　　現在臨床医として働いている私が医学部受験を目指したのは，臨床医になるためではありませんでした．

　　将来の進路を考え始めたのは，高校時代の生物学の授業でした．そこから生物学の本を読んだり，調べたりしているうちに研究者を目指すことを意識するようになりました．理学部と医学部とで迷いましたが，最終的に精巧に制御される人体に興味を覚え，医学を学び研究をしようと横浜市大医学部に入学しました．

　　学生時代からいくつかの研究室に出入りをし，長い休みはほとんど研究に費やしました．後に大学院でもお世話になる薬理学の五嶋良郎教授は，学生

の私とも一研究者として対等に議論してくださり，研究のおもしろさを教えてくださいました．現在は縁があって，高校，大学の先輩でもある金城瑞樹先生とともに臨床医として仕事をしていますが，大学，大学院での研究を通して学んだ自由な発想，論理的思考など，問題解決に関するアプローチは今の仕事にもおおいに役立っています．

振り返ってみると，回り道に思える研究者としての研鑽が今を作っていると自信を持って言えます．しかしそれは結果論です．高校時代の私は医学部を受験するということ，つまり医師になるということをあまり深くは考えていませんでした．

▌ AVENUE Education を設立

大学，大学院時代にアルバイトとして，塾講師，家庭教師をしていた経験もあり，医師になってからも医学部受験などについて質問を受けることが多くありました．そこで2015年に金城先生，そして当時横浜市大医学部の学生だった木下魁先生とともに，医師を目指す中高生をサポートしようと"AVE-NUE Education" を立ち上げました．

まずは "LINE@"（現 LINE 公式アカウント）を作成しました．医療，医学に関して，横浜市大を中心とした医大生の生活，医学部受験についてなどさまざまな情報を発信していきました．さらに医師，医大生に中高生から直接相談できるようにしました．数学の問題から医学のトピックスまで幅広い質問に答えてきましたが，質問の多くはやはり医学部受験に関わることでした．

医学部人気は，同時に違和感を感じさせるようになってきました．その人気から難化する医学部受験は，「成績が良くなければ医学部は受験できない」だけではなく「成績が良いから医学部受験を考える」という風潮まで生じさせました．

現状の制度では「医師になる」ためには「医学部を受験する」必要があります．他の学部では大学の4年間をかけて，経験を積み，見聞を広めながら進路を決められることに対し，医師になるには大学受験前に定めなければなりません．また医学部受験は難化していますので，受験をするには早くからの準備が必要です．中学受験の際には医学部受験を意識して受験校を選択することさえあります．

医大生として学ぶなかで，医師として働くなかで多くの方の「生命」に関わってきました．その責任の重さ，さらには生命に直結する仕事であるとい

う医師の仕事は特殊なものであると気づかされました．中高生の未熟な段階で「医師になる」ことを選ばねばならないこと，それは困難で残酷なことなのではないでしょうか．医学部受験を考える中高生に「医師の仕事とは何か」をお伝えしたい．中高生時代の私のように，医師の仕事の実情を知らない方々にお伝えしたい．その思いから2017年に「医学を志す」を開始しました．

どのように情報発信を行っているか

「医学を志す」とは

　「医学を志す」を開始するにあたり，一番に考えたことが単純に医師の仕事を紹介することではなく，最前線で働く医師の「情熱」を伝えたいということです．医学部，大学院で学び，研究するなかで，さらには医師として仕事をするなかで，目の前の課題に真摯に取り組む多くの医師の存在を知りました．さまざまな迷いのなかで進んできた過程とともに，今の仕事に至った情熱を伝えていただくような講演をお願いしました．

　また，医師の講演をただ聴くだけでなく，それを元に考えたことを話し合う機会を作りたい，と考えました．医師による講演，グループワーク，さらに医大生，医師との個別相談をパッケージとし，準備を進めていきました．

　まずご協力くださったのは横浜の聖光学院中学校高等学校の工藤誠一校長です．開催しようにも実績も何もない団体です．参加者の募集もままならないなか，工藤校長にこの企画の趣旨をプレゼンをする機会に恵まれました．会の趣旨を説明したところ，工藤校長はその場でご賛同くださり，快くご協力を表明してくださいました．会場として校舎を貸してくださるだけでなく，「聖光塾」の一環として同校医学部志望者だけでなく，県内の高校にまで告知をしてくださいました．

第1回「医学を志す」

　2017年3月の第1回の講師には，大学の後輩である武部貴則先生（シンシナティ小児病院）にお願いしました．iPS細胞から「ミニ肝臓」を作成することに成功し，注目を集めていた武部先生の講演は大きな反響を呼び，100名超の申し込みをいただきました．講演では現在の研究内容だけでなく，高

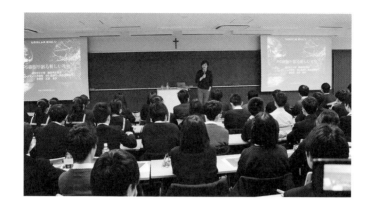

校時代に医学部を選んだ背景，大学時代に研究の道を選んだ理由まで語ってくださいました．

　続いて「iPS 細胞を再生医療以外でどのように活用できるか」というテーマで，グループワークをしてもらいました．参加者を学年，性別などで小グループに分け，ファシリテーター役の医大生とともに議論をしてもらいました．基本的に同じ学校の生徒は同じグループにならないようにしたので，全てが初対面です．議論が円滑に進むのか不安でしたが，全くの杞憂でした．各グループ議論は盛り上がり，さらにそれらをまとめ「古生物を再生させる」「人工肉の作成」「絶滅危惧種の保全」など，柔軟な発想で多様な発表にまとめてくれました．最後の個別相談会も，終了時間が過ぎても医大生と話し込む方々までいるほど盛り上がり，第 1 回「医学を志す」は成功裡に終わりました．

「医学を志す」の発展と内容の紹介

　聖光学院ではこれまでに 6 回開催しました（講師：湘南いなほクリニック 内門大丈先生 2 回，順天堂大学 小野浩一先生，八戸市立市民病院 今明秀先生，福井大学 濱野忠則先生）．回数を重ねるうちに，注目をいただけるようになってきました．2018 年からは 2 年連続で横浜市大医学部学園祭“Yokohama Medical Festival”内の企画として（講師：国立病院機構相模原病院 森田有紀子先生，株式会社メディカルノート 井上祥先生），さらに翌年には桐蔭学園内で同校の生徒さんを対象に開催（講師：みらい在宅クリニック 沖田将人先生），と活動の幅を広げていきました．

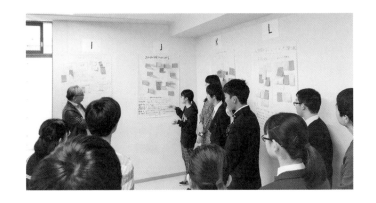

　ご講演いただいた先生方は，臨床から研究までさまざまな分野でご活躍されている先生方です．そのような先生方の医学部入学前から現在に至るまでのストーリー，特にさまざまな岐路に立たされた時，どのように道を切り開いていったかを中高生に語ってくださる内容は，非常に興味深いものでした．医師としても滅多に聴けない内容であり，毎回私自身が一番楽しみにしているといっても過言ではありません．そこで毎回の内容に関しては写真とともにホームページにまとめ，SNS で報告をしています．また「メディカルノート」にも掲載いただいています．ここまで多様な医師の，活躍に至るまでの軌跡をまとめた内容はとても貴重なものであると思います．

コロナ禍での活動

　2020 年 3 月に予定していた第 7 回「医学を志す」は，世の中のさまざまな活動と同様に新型コロナウイルス感染拡大により延期せざるを得なくなりました．

　そこで 2020 年 5 月からオンライン「医学を志す」を開始しました．私たちも生徒もまだまだオンラインに不慣れだったころ，1，2 回目は参加者は少人数に絞って開始しました．

　1 回目はテーマは「医師に必要な情報発信」．コロナウイルス感染拡大に伴い，人々の不安感につけこむような真偽の確かでない情報が出回る「インフォデミック」とも称されるような状況のなか，医師としてどのように情報発信するべきか，という議論を行いました．グループワークには「メディカルノート」の井上先生に再度ご参加いただき，生徒たちの発表にコメントいた

だくとともに，インフォデミックに対するメディカルノートの取り組みをご紹介いただきました．担当患者に対する情報発信から，若い世代まで意識してSNSを利用した情報発信まで，幅広く議論をしていきました．

2回目は大学同期の，当時，国民健康保険上川医療センター院長であった安藤高志先生にご講演いただき，「医師の偏在，地域医療」について議論しました．安藤先生は，神奈川県という都市部における医療しか知らない高校生たちに，総合診療医の仕事についてだけでなく，北海道家庭療学センターの取り組みについてご紹介いただき，多くの示唆を与えてくれました．

そして同年12月には工藤校長だけでなく，神奈川県立光陵高校 小島淳子校長にも告知を依頼しました．第3回オンライン「医学を志す」には神奈川県内の私立だけでなく，公立高校まで広く医学部志望の生徒からの申し込みをいただきました．同年に報道のあった事件を受けて，テーマは「安楽死，尊厳死，緩和医療」としました．見解が分かれるテーマでもあり，高校生が議論するには難しいテーマだったと思います．講師の平塚市民病院緩和ケア内科 高田賢先生はわかりやすく解説してくださり，ご自身の医療への姿勢を誠実にお伝えくださいました．また，どのような意見でも尊重されるべきとお伝えくださったおかげで，いつも以上に深い議論ができた回でした．

オンラインでの開催で医師の情熱が伝わるのか，議論が深まるのか，など多くの懸念がありました．しかし，講師の先生方の医療への真摯な態度は生徒たちの活発な議論を引き出すに十分なものでした．顔を合わせていなくても，一人一人の表情がよく見えるオンライン議論は，むしろ大きな可能性を感じさせるものでした．

第2回の安藤先生には北海道からご講演いただきました．さらに第3回には兵庫県の高校生が参加してくれました．遠方からでもご講演いただけること，参加できることはオンラインならではの利点です．また会場準備，スケジュール設定が容易になるオンライン開催では，タイムリーなテーマ設定が可能となり，時事問題を取り上げることが可能となります．医療がもつ社会性を意識した企画を開催していこうと検討しています．

今後はオンラインでの開催継続も含めて，さらに活動の幅を広げていこうと考えています．

参加者の反応

終了後には必ずアンケートを取っており，おおむね好意的な評価をいただ

いています．医師の講演が好評であることは想像通りでしたが，グループワークも同様に好評でした．医学部を目指す生徒は各校に多くいらっしゃるわけではなく，日常で医学部について話したり，ましてや医学の問題を議論する機会はありません．同じ医学部を目指す同世代との交流が，大きな刺激になったという意見を多くいただきます．

医大生の存在も大きいことがわかりました．医師になりたい生徒たちとはいえ，ご講演いただく医師とはだいぶ離れた世代です．その間を埋める存在として，さらには身近なロールモデルとして，大きな役割を果たしてくれています．

アンケートだけでなく，直接 LINE で意見をいただくことも多くあります．当日の夜に，「今日，医学部を受験することを決めた」とメッセージをいただいたこともありました．感動冷めやらぬという感じでいただいたメッセージは，ちょうど終了後の打ち上げの最中のことであり，準備，開催の疲れを吹き飛ばすような内容でした．

反対に「医学部を目指すことは辞めた」という意見もいただいたこともありました．それは，ご講演くださった医師の仕事に批判的なわけではなく，建設的な意見として書かれた内容でした．入学後のミスマッチを防ぐことができたのではないかと考えた，印象的な意見です．

SNS を活用した情報発信

現代の中学生・高校生は，情報収集の際に SNS（Instagram, Twitter）を活用しています．情報収集の対象には学習（勉強）も含まれていることから，中高生へ情報を発信する際にこれらのツールを活用することは非常に効果的だと考えられます．LINE に登録している中高生だけでなく，広く伝えていくために SNS による情報発信を強化しています．情報発信は横浜市立大学医学部に在籍する医大生が中心となって行っています．

- 将来について考えるように周囲から言われているが，具体的にどうすべきかわからない
- 自分のなかではしっかり勉強しているためこれ以上伸びる気がしない
- 部活動やプライベートと勉強を両立させたい
- 自分と他人（友人）を比較してしまう

など，保護者・学校の先生にはなかなか相談できないような悩みを持つ中高

JCOPY 498-14812

生が「読んで勉強へのモチベーションが上がった」「医師・医学部を目指したい」と思えるようなメディアを目指しています.

　情報発信のうえで重要になるポイントの1つが,情報発信源への信頼度です.その点,医師,医大生が発信することは,読者が安心して情報を収集できることにつながると考えています.

医療広告ガイドラインへの対応 / 炎上への対策

　当たり前のことですが,医療情報に関しては根拠を示し正確性を担保することを第一としています.幸いにも炎上となるようなことはなく,経過しています.

 ## 情報発信をするうえで気をつけていること

　SNSにより発信する内容は,社会問題となっているものをニュースから選び,考えることができるような内容となるように気をつけています.SNSから議論を喚起し,「医学を志す」にもつながる場として育てていくつもりです.

　また情報発信をする際には,読者の立場や心情の想定,伝わる表現の選択を意識しています.医大生が記事を作成する際にも,強く意識するように求めています.これらは医大生が今後医師になるうえでも重要なスキルだといえます.発信者目線で読者を分析し,読者が思わず読みたくなるような投稿をすることで,患者により適切なアプローチをする訓練にもつながると考えています.

 ## 情報収集の方法

　自身の臨床医としての専門分野は当然として,中高生にいかに医療情報を提供すべきか,という観点からの情報収集も行っています.

　そういった点で,各新聞は非常に貴重な情報源となっています.また全国紙,地方紙の医療に関する記事のスクラップ雑誌である『新聞からできた本 医療と健康』(クマノミ出版)は,現在の医療の問題を各紙の視点から一度に読むことができ,役立っています.

おわりに

　「医学を志す」は「教育」という観点から，医学に対して貢献していこうと始めた活動です．これからも次代を担う中高生に多くの医師の情熱を紹介し，新たな医療人の育成の一端を担っていきたいと考えています．

HP https://avenue-education.com
Instagram https://instagram.com/avenue_education
Faceboook https://www.facebook.com/AVENUE-Education-1647283205515953

JCOPY 498-14812

COLUMN 05

「医学を志す」をこれからも支援していきます
未来を担う学生さんに医療を知ってもらうということ

金城瑞樹
・東林間／鶴間 かねしろ内科クリニック 理事長
・杏林堂クリニック 院長
・横浜市立大学医学部 臨床准教授

● 医療と接する

　幼少期，何度通院し何度入院したでしょうか……

　たいがい夜中に気管支喘息の発作が起き，父親が首都高速を飛ばして大学病院へ．吸入では治らず点滴，それでも治らなければ入院治療……

　（夜中でも嫌な顔もせず優しく接してくれる医師や看護師さんの）手厚い医療に接し，

　「いつか恩返しをしたい」

　……物心がついたときからすでに医師を目指していました．

● 医療に接するお手伝い

　自分はたまたま，小児喘息という持病があったため，医療従事者と接するチャンスがありましたが，接する機会のないまま医学部を目指す方も多くいらっしゃると思います．

　「何か学生さんのためにできないか……」

　高校・大学の後輩でもあり，今はともに地域医療を担う朝倉太郎先生が発案した「医学を志す」は，まさに医療に接するよい機会・企画です．

　こんなにさまざまな医療があるのか，実際の医療はこんなにリアルなんだ……と医療により一層興味が膨らむ学生さん．一方，自分が目指すのは医療ではないかも，という発見もあります．

● 医学部の学生さんとの交流

　クリニックには現場を知ってもらう意味も含めてアルバイトにきてもらっています．また，臨床実習先として横浜市大の医学部生さんをお預かりもしていますが，「医学を志す」を支援してきた経験が，逆に私自身にもまたとない機会となり，実り多い交流が成就しています．

　「医学を志す」を支援できる機会に感謝するとともに，これからも学生さんたちのために盛り立てていきたいと思います．

JCOPY 498-14812

Twitter と学会活動を通じて

水野　篤

聖路加国際病院 循環器内科

聖路加国際病院循環器内科・QIセンター兼務．同国際大学急性期看護学臨床准教授．
2005年京都大学医学部卒業，神戸市立中央市民病院（現神戸市立医療センター中央市民病院）初期研修．2007年より聖路加国際病院．2020年ペンシルバニア大学ナッジユニット．

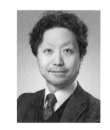

((〈A〉)) 主な情報発信の手段： 📖 **Twitter** ➜ P.217 へ

 情報発信をするようになったきっかけ

　もともと，情報発信といっても Facebook での知り合いへの近況報告ぐらいしか SNS は用いていませんでした．特に Twitter に関しては "オタク" という印象，内輪感が強いことは遠い目で見て感じ取っていましたので，むしろネガティブなイメージを持っていました．

　そのような感覚が大きく変化した1つ目は，「ニコニコ超会議」．本書でも他の項目を担当してらっしゃる石井洋介先生，鈴木裕介先生にたまたま誘っていただいて，その名前からして "きわどい" ですが極めて規模の大きい会に参加することが大きな変革点となりました．まず，① そのような会の中にいる，「輪の中」に対して強い偏見を持っていたことに気づきました．そして，② 何とも言えない一体感・熱量というものをその「輪の中」にいることで初めて体験できたことが大きかったと思います．そのような自分の体験や，偏見の強い情報弱者っぷりを反省して2010年ごろに作成して放置されていた Twitter アカウントを掘り出し，まさに Twitter の「輪の中」に入ってみようと思ったのが最初のきっかけでした．情報発信することに強いモチベ

ーションがあったわけではないので, 自分の勉強になる内容は人の勉強になるかなというコンセプトぐらいの軽い気持ちで, 最初は論文についてのアップデートをしはじめました (2017 ～ 2018 年).

　2 つ目の大きな変革点は 2018 年 10 月から日本循環器学会の情報広報委員として Twitter を開始したときです. 公式のアカウントでのメリット, デメリットを体感し, Twitter を何のために誰に向けて情報発信するのか？ということを議論するきっかけになったように思います. 当時は学会のアカウントでの Twitter の利用はほとんど行われていなかったので手探りでどのようにイメージを損なわないようにするか, 当時は情報広報委員の先生方と失敗するわけにはいかない (特に失敗という定義があったわけではないですが, 後進が続きにくくなる環境だけは避けたい) という妙な責任感はありました. この時には自分が体験できた熱量みたいなもの, Twitter 自体のメリットをうまく「輪の外」にいる人に伝えることができればいいかなと思っていました. つまり, 自分の勉強になることを伝えるということに加えて, 少しその輪を広げてゆこうという感覚が生まれてきた部分があったと思います. ということで, "どのように情報発信するか", 次のトピックに続きます.

 ## どのように情報発信を行っているか / 情報発信をするうえで気をつけていること

　個人の情報発信としては, Twitter を用いることが多いです. 前述のとおり, 論文の内容を投稿することも, 最近の話題のテクノロジーの内容を発信することもあります. 2 つ気をつけるようにしているのは, Twitter などでの情報発信は影響を与えたいという欲求から極論的な表現に走りがちなので, あくまで医療従事者として慎重な態度を崩さないこと. もう 1 つは, 「輪の外」にいる医療従事者からみてあまりにも強い内輪感を出さないようにということです. かなり専門性の高い医療情報はそれ自体が医療関係者に対する内輪感を生みますが, 主に医療従事者を対象に輪を広げようとしているため, しようがないリスク・デメリットだと考えています. これは, 前述のとおり「輪の中」と「輪の外」にはかなりの温度差があります. 前述のとおり, 適切な医療情報が広くいきわたるためには, 自身の宣伝の要素が多い医療従事者だけではなく, もっと「普通の」医療従事者が増えて, 医療情報の拡散が当たり前・普通になってくることこそが重要だと思っています. 循環器学会の広報でもよく議論になっていたのですが, 一般の方向けの広報としての

JCOPY 498-14812

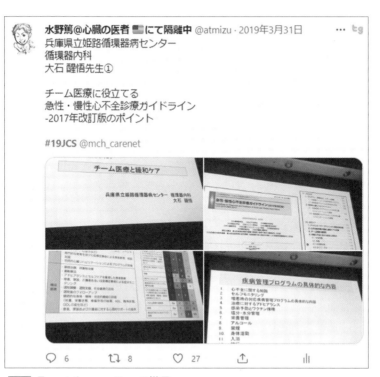

Twitter という形は, 残念ながら学会員にはあまり響かないと思っています. 一般向けの情報発信の内容自体は学会員にとってはどうしても当たり前の内容となってしまうからです.

　そのような背景の中で, 1つ循環器学会で実装できた大きな試みは学術総会における Tweet the meeting ではないかと思います 図1 . これは別項目で岸拓弥先生が既にあげているかもしれませんが, 学術集会で発表内容に関して Twitter で投稿する旨の同意を事前に収集して, 協力員が学会での発表内容を特定のハッシュタグをつけてツイートするという活動です. 米国心臓協会 (AHA), 欧州心臓病学会 (ESC) では自由にツイートをしているのですが (#AHA20, #ESCCongress などで検索してみてください), これは3つの面でよい効果があると自分は考えています. 1つはあくまで個人レベルで一般向けに発信していた内容より専門的なレベルの知識が公共の場に提供されること. もう1つは Twitter 内にいなかった医療従事者の情報が提供され

うること．最後は，この協力員として活動すること，Tweet the meeting という活動自体が楽しい一体感を感じられるだけではなく，教育的効果をもたらすことです．

　前述のとおり，より専門的な知識情報が Twitter に落ちているのであればこれまで参入してこなかった学会員の先生方が参加してくる可能性が上がると思っています．そもそも学術集会の全てのプログラムに参加することはほぼ不可能で，一部の講演のサマリーやその講演の感想・議論が Twitter で入手できるのであれば多くの医療従事者にとって Twitter を使用するモチベーション・インセンティブに多少なるかと思います．2つ目の Twitter アカウントを持っていない素晴らしい医療従事者はたくさんいます．持っていない先生のほうがほとんどかと思います．自分で自分を前面に押し出そうとしないが非常に素晴らしい先生方を紹介できる機会になると同時に，紹介された医療従事者にとっても Twitter の入口になる可能性も十分あると思っています．またさらに実際に協力員として，または参加者として発信してもらうことは個人的には非常に強い一体感・熱量を体験できると思っています．Facebook や Twitter などの SNS を経験している人にはわかるかと思うのですが，"いいね" や "ファボ"，そしてリツイートなどが多くされることは個人にとっては快感を得やすく，少なくとも悪い気はしません（もちろん炎上している場合は気が気ではないでしょうが……）．特にフォロワー数が多ければ多いほどこのポジティブな感覚を得やすいので，Twitter, Facebook はフォロワー数ありきの議論になりがちです．その点，ハッシュタグを用いた投稿はフォロワー数を持たなくても，そのハッシュタグに関連するイベントに参加しているメンバーの中で一体感を得ることができます．前述の中の熱量を容易に体験できます．経験されていない方はぜひ一度スポーツ観戦など，リアルタイムでハッシュタグを追いかけてみると（検索してみたりすれば）ダイナミックさが体験できるかなと思います．最後に自分で実際の学会のこと，論文内容をまとめて投稿をするという行為自体が，集中して聴講する・勉強する非常に良い機会になることにも気づきました．これまで学会でいかに適当に聞き流していたのかと恥ずかしくなるぐらいです．本当に多くの先生方が引用している知らなかった論文や，細かな一言一言に暗黙知があって文字にすることで勉強になるわけです．いろいろな課題はありますが，Tweet the meeting という活動自体は医療従事者にとって Twitter 業界に対する参入障壁を下げる1つの方法であったと思います．いずれにせよ，この

1, 2 年ちょっとずつではありますが信頼できる循環器関連の医療従事者がこの数年 Twitter 業界に参入してきてくれていると思います。コロナウイルスのせいで政治的な要素が増えてしまった Twitter ですが，質の高い医療従事者が増えること自体は今後の適切な医療情報が増えてゆくために重要なことだと思っています。今後も医療従事者，学会と Twitter の関係はどのように進んでゆくのか楽しみです。

　一応最後に，定量化に関しても触れておきたいと思います。Twitter は定量化しやすいプラットフォームだと思います。まず，個人のアクティビティとして，どのツイートが影響があったのかなど可視化できるツールがそもそもあることは素晴らしいと思います。Tweet the meeting といった活動もハッシュタグを用いておけば，データも無料で収集する方法があります。常に行動がデータとして可視化される仕組みを準備することは大切だと思います。Twitter はあくまで virtual なネットワークですがリアルの関係性にこのような解析を応用することも可能ですから，きっとデータ好きの医療従事者はさらにこの領域に参入してくることもあるかなと思ってます。先ほどの Tweet the meeting に関しては，まず文献レビューを実施し，世界的な動向を確認しました[1]。多くの国際学会で既に Twitter を用いていろいろな考察をされていましたことを理解した上で，我々日本循環器学会のデータをまとめてみました[2]。#20JCS のハッシュタグを用いたツイートは 2020 年に合計 23,867 ツイートがありました。これは単一学会の Tweet the meeting の活動としてはかなり多いほうだと思います（AHA，ESC，ASCO に次ぐぐらいかなと）。ただし，通常リツイートは 4 割程度である中，日本循環器学会ではリツイート 7 割程度であり，そのあたりの熱量を理解しておくべきところはあると思います。全体のツイート数は学会の規模に比例するものですが，自分の感覚として大体 1 万ツイートを超えてくると多くの人たちのフィードに影響を与える，目にとまるという感じになると思います。このあたりはマーケティングの感覚に近いものかと思います。繰り返しになりますが，もっと基本のツイートをする人が増える，またそのような情報を見る人が見えることが重要です。2019 年から 2020 年にかけて Tweet the meeting でツイートする方は約 300 人増えました。ただ，ツイート数だけ考えればインフルエンサーの関与が重要だと思います。インフルエンサーといってもフォロワーが多いことだけが重要なわけではなく，そのコミュニティの活動にとって be-tweenness centrality といった指標が高くなる場合に特に有効に活用される

日本循環器学会 情報広報部会 @JCIRC_IPR・2020年7月28日 　　・・・ tᵍ
では広報部会からは、負けじとClusterで表現させていただきます。（意図
的に一部の方を大きくしているわけではありません、あくまで結果ですの
で）

Network-Keypersonが見えてきますね😆
やはりKeyはすわん君 @suwankun_kin_en ですね。

BY情報広報委員M

#20JCS

twitter.com/atmizu/status/...

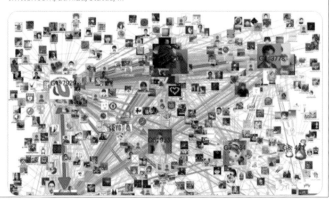

図2 ネットワーク図
(https://twitter.com/JCIRC_IPR/status/1288091701765120001?s=20)

ものだと思います[3]. 最後に定量化には数字で示すもの以外に，もっと直感
的に訴えかける画像での提示が可能です 図2 .

　数値的な要素と，直観的に理解しやすい図の部分両方の観点から Twitter
での活動をみてゆくのも非常に興味深いものです．これらをうまく用いれ
ば，Twitter の「輪の中」に入ってきてくれた人に対してモチベーションを
提供できるだけではなく，実際に自分がどのようなネットワークを構築して
いるのかも見えてくるかと思います．自分個人のモチベーションとしては，
このあたりはあまり誰もやっていないので，少しだけでも道を開くこと，誰
かのためにちょっとだけ新しいことを実践することも重要だと思っています.

JCOPY 498-14812

医療広告ガイドラインへの対応 / 炎上への対策

医療広告ガイドラインに今抵触するようなことは，今自分が発信することはありませんし，あえて他で炎上しているところに燃料を投下することもしていないつもりですが，今後も気をつけてゆきたいと思います．

情報収集の方法

基本専門的情報を収集したいので，もともとは論文の情報収集ツールを用いていました．Twitter の世界に入ることで，他の情報を得ることができることが多くなったので，Twitter ですかね．

おわりに

本質的に医療情報は不確実であること．そして，医療従事者は医学に関わるものなので，個人として正しいと思っている情報はあったとしても，他人が言っていることに対して暗黙的に正しいと思っていることなんてないのではないかと思います．この部分を理解しながら引き続き地道な情報発信を続けてゆけたらよいかなぁとは思っています．

◆ 参考文献 ◆

1) Mizuno A, Kishi T, Matsumoto C, et al. Potential role of Twitter at an annual congress in Japan - narrative literature review of "Tweet the Meeting". Circ Rep. 2019; 1: 401-4.
2) Mizuno A, Kishi T, Matsumoto C, et al. Two-year experience in "Tweeting the Meeting" during the scientific sessions - rapid report from the Japanese Circulation Society. Circ Rep. 2020; 2: 691-4.
3) Mizuno A, Rewley J, Kishi T, et al. Relationship between official Twitter ambassadors and the number of retweets in the annual congress - "Tweet the Meeting". Circ Rep. 2021; 3: 414-8.

📖 種々雑誌（オンライン含む）
Twitter @atmitz

PERSON 26

日本循環器学会情報広報部会と Twitter と僕
これからの医師には必須のツールかも

岸　拓弥
国際医療福祉大学大学院医学研究科循環器内科　教授

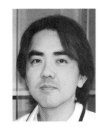

1997 年九州大学医学部卒業後，研修医を経て九州大学大学院医学研究院循環器内科学にて学位取得．2015 年九州大学大学院医学研究院先端心血管治療学准教授を経て 2017 年より九州大学循環器病未来医療研究センター部門長，2019 年より国際医療福祉大学大学院医学研究科循環器内科教授（福岡薬学部教授も兼任）．日本循環器協会の理事を務め，日本循環器学会では情報広報部会長である．

 主な情報発信の手段：Twitter Faceboook Clubhouse ➤ P.222 へ

医学系学術集会での Twitter 活用は世界ですでに進んでいた

　近年，主要国際学会では情報発信に Twitter など social networking service（SNS）を活用し，多くのフォロワー数を獲得しています．Twitter の利点は，投稿がタイムリーに時系列に並び，投稿がフォロワー全員に届き，リツイートで不特定多数に情報が広がることです．例えば，循環器疾患の用語の Twitter に関する調査で cardiovascular disease が約 55 万，myocardial infarction で約 26 万回ツイートされ，16 億人にリーチされたと推定されています．そのツイートを医療関係者も利用するようになってきており，日本でも PubMed での論文検索，ネット検索，学会，WEB 講演から＃医学用語，＃学会名，#journal などのハッシュタグ（#）を用いた Twitter サーチへと変化しています．また，一般市民の病気に関する情報検索方法もすでに変化してきていて，ネット検索やホームページ閲覧，新聞・TV・書籍，市民公開講座だ

JCOPY 498-14812

けでなく，＃病名＃治療法でTwitterサーチすることが増えています．

　海外の学会では，情報広報担当によるTwitterでの情報発信が変化しています．これまでは論文の図表などが紹介されていましたが，最近は学会開催中に発表されたスライドの写真がTwitterでリアルタイムに学会独自のハッシュタグをつけて投稿され，多くのユーザーがそれに関する討論をTwitter上で繰り広げています．また，年次総会におけるTwitterのガイドラインを公表し，その適切な利用を求めている学会もあります．循環器領域の米国主要3学会では，学会開催中のツイート数が2014年と比べて2016年に急増し，欧米の学会でもTwitterが教育など学術的な目的で用いられています．まさに，"tweet the meeting"という言葉が現実となってきています．

日本循環器学会情報広報部会の取り組み

　海外に比べると日本の医学系学会におけるTwitter活用は遅れていましたが，筆者を中心に日本循環器学会は積極的に学会公式Twitterの活用を行っています．2018年10月16日に日本循環器学会情報広報部会（当時は筆者が副部会長）で学会のアカウントとしてすでに開設されていましたが活動としては停止していた，@JCIRC_IPRでツイートを開始し，学会の歴史や最新情報，学会誌，各種ガイドライン，海外の学会情報，海外誌の注目論文を紹介しました．2018年12月の日本循環器学会九州地方会で，ハッシュタグを#JCS九州に決め，登壇者にはスライドの撮影の許可をとり，公式アカウントで発表ごとにツイートをすることにしました．加えて，演者や座長へのインタビュー動画配信を行い，注目してもらえるように，「すわん君」@su-wankun_kin_en（日本循環器学会の禁煙推進キャラクター）がインタビューアーを務め，バックパネルも制作しました．さらに，情報広報部会メンバーは公式アカウントのQRコードがプリントされたTシャツを着て学会に参加しました．その結果，学術集会1日でフォロワーが1000人を超えました．さらに，日本循環器学会会員のなかでフォロワー数が多くインフルエンサーの役割が期待できる人を情報広報部会サポーターとして学会で認定し，Twitter運用活動に協力してもらいました．学会公式アカウントとインフルエンサーの方が繋がることで情報拡散の範囲が広がりました．その結果，運用開始2カ月間でフォロワー数2000人超えを達成できました．この状況で，日本循環器学会の理事会で公式アカウントとして承認されました．その後は，日

本医学系学会では初めて Twitter 利用指針の作成も行い，学会としての公式
な活動の環境が整備されました．2019 年の学術集会からは，日本国内の医学
系学会では初めての，大規模な Twitter の活用を学会公式の活動として開始
しました．プレナリーセッションやシンポジウムの全演者に事前に Twitter
でスライドを撮影・投稿することの許諾を依頼（90％を超える演者から許諾
を取得）し，各発表のキースライドを指定された情報広報部会委員・サポー
ターが写真撮影して #19JCS の公式ハッシュタグをつけてツイートし，学会
員だけでなく一般の方も参加しての Twitter 上の討論も活発になりました．
また，演者と座長が参加するセッション後のインタビュー動画もツイートし
ました．その結果，フォロワー数は開始時の 8 人から学術集会後には 5,000
人近くまで増加し，学術集会中でのツイート数は 7,587，ツイートを閲覧した
ユーザー数であるインプレッションは 377,000 にのぼりました．

 ## オンライン学会でも Twitter は有効

　2020 年初頭より COVID-19 のパンデミックの影響で，日本国内医学系学
術集会のほとんどすべてが従来の開催形式では不可能となり，中止・延期が
相次ぎました．日本循環器学会学術集会も例外ではなく，当初予定の 2020 年
3 月開催が延期となり，同年 8 月に延期され，完全オンラインでの開催にな
りました．2019 年に一定の成功を収めた学術集会における Twitter 活動は，
現地開催の学術集会を前提とした活動であり，学会に参加できない方が学会
での発表を閲覧することが最大のメリットと考えていた私たちは，オンライ
ン開催であれば Twitter 活動の必要性はないのではと懸念しました．しかし，
Twitter が，プログラムやホームページだけでは把握できない興味のあるセ
ッションのことを知るきっかけになって，後からオンデマンドで視聴するこ
とができれば意義があると判断し，オンライン学会でも Twitter 活動を継続
することにしました．サポーターを増員し，同様に許諾を得られた発表はス
ライドを公式サポーターがノートパソコンやタブレット上で撮影し，公式ハ
ッシュタグ #20JCS でツイートして公式アカウントでリツイートを行いまし
た．その結果，会期中のツイート数は 23,867 と激増し，インプレッションは
72,343,000 となりました．公式アカウントのフォロワー数も 7000 を超えまし
た．

ハイブリッド開催でも Twitter

　2021年の学術集会ではオンラインを中心とするハイブリッド開催となりました. 2019年の現地開催と2020年の完全オンライン開催で蓄積したTwitter活動のノウハウを活用し, さらにサポーターを増員して許諾を得られた発表はスライドを公式サポーターがノートパソコンやタブレット上あるいは現地会場で撮影し, 公式ハッシュタグ #21JCS でツイートして公式アカウントでリツイートを行う活動を継続しました. また, 開催100日前から全国の大学循環器医局や学会関連医療機関が作成した自施設PRおよび学術集会応援動画を1日1施設ごと Facebook 投稿および公式 Twitter アカウントでツイートする「カウントダウン100」企画を行いました. そのなかには視聴回数が10万を超える動画もあり, 学術集会直前に学会公式 Twitter フォロワー数が国内医学系学会では初の 10,000 人超えを達成しました.

既存の学会でできなかったことが可能に

　学会でTwitterを活用することで, 学会会員に向けた情報発信だけでなく, 患者や家族も含めた一般の方に医療情報を広報することが可能になりました. 特に, ガイドラインや学術集会での注目セッションは, Twitter を活用することで, より多くの人に見てもらえるようになりました. 日本循環器学会は全てのガイドラインを無料公開していますので, Twitter との相性もいいと感じています. また, 育児や病気療養中の学会員が学会活動に参加し最新の知見を学ぶことができるため, 学会の目的である会員の教育という点でも有用です. また, Twitter ユーザー間の関係性やツイートされた言葉をクラスター解析することで, これまでの学会ではできなかった参加者の行動解析や注目されている用語の動的な分析が可能となり, プログラムの編成や企画において, 学会活動の質的評価が可能となった点は非常に大きいといえます. なお, 日本循環器学会の Twitter 活動については, 毎回の学術集会において評価を行い論文として発表しています（水野篤先生の項を参照).

学会公式ジャーナルをツイート

　論文の質的評価指標として，altmetrics という指標が注目されています．Impact factor や引用回数とは異なり，Twitter など SNS でツイートやリツイートされた回数も反映させた指標で，より社会に与える影響を加味した実効的な指標となりつつあります．最近は，altmetrics 上昇が引用回数増加・impact factor 上昇につながるという研究結果もあり，世界中で多くの学会や出版社が論文の内容をツイートするようになっています．日本循環器学会も，公式ジャーナルである Circulation Journal および Circulation Report にアクセプトされた全ての論文を対象に，著者にツイート用サマリーと図の作成を依頼して，公式アカウントでツイートする活動を開始しました．

 ## おわりに

　医師の世界では Twitter をやっているというのは，ともすると変わり者扱いをされていますが，医師としての情報収集・自己研鑽・社会貢献の観点では Twitter を活用することは極めて有用です．日本循環器学会は，情報発信だけではなく，ハブとしてさまざまなユーザーをつなぐ役割を果たしたいと考えています．日本循環器学会の Twitter 活動は日本国内医学系学会では先導的な役割を担っていますので，今後もさらに発展させていきたいと思います．

((ᴀ))

Twitter @tkishi_cardiol
Faceboook https://www.facebook.com/takuya.kishi.3
Clubhouse @tkishi_cardiol

PERSON 27

社会を健康に，幸せにする広義の"医療"

福田芽森

日本循環器学会　情報広報部会委員
日本循環器学会　COVID-19 対策特命チーム委員
京都大学大学院医学研究科社会健康医学系専攻健康情報学分野
慶應義塾大学医学部循環器内科
アイリス株式会社　臨床開発部

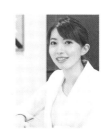

東京女子医科大学医学部を卒業後，国立病院機構東京医療センターで初期研修．同院循環器内科を経て，慶應義塾大学循環器内科に入局，助教を務める．臨床を続けながら，2019 年から AI 医療機器開発スタートアップ企業のアイリス株式会社に参画，臨床開発に従事．2020 年より京都大学公衆衛生大学院にて疫学や臨床研究，ヘルス・コミュニケーションを学ぶ．また，産業医業務に従事し，予防医療やポジティブ心理学の実践を重んじている．医療情報が玉石混淆である情報化社会の中で，正しく分かりやすい医療情報を伝えたいという思いで，Yahoo! ニュースほかでのサイエンスライティングや，日本循環器学会広報部会委員として医療広報活動を行っている．

 主な情報発信の手段： Twitter Yahoo HP ➔ P.233 へ

🌐 情報発信をするようになったきっかけ

▌地域医療でみた医療の幅広さ

　　情報発信のきっかけの 1 つは，初期研修中に経験した「地域医療」です．研修プログラムに地域医療研修期間があり，私はある地域の先生に師事したのですが，その先生の活動がそれはまあ，幅広かったのです．診療所での診療，訪問診療をベースとして，保健所との連携や学校での教育講演，医療に関する市政への関わり，運動が大事といって自らスポーツジムを経営，地元のスキー場が危機と知れば買い取る，など，とにかく活動的な先生でした．その先生の認識では，「どこまでが医療で，それ以外は医療ではない」という

意識はなく，ひとの健康に関わることであれば，それは医療だという考えがあったのだと思います。「昔は汚水で病気が起こったりもしたから，下水の整備なんていうのも医者が関わっていたんだよ」とその先生から聞いたときは，驚きました。今であれば公衆衛生の観点からも当然のことと思えるのですが，当時医師になってまだ1年足らずで，医療の視点が病院での診療に集中していたその頃の自分にとっては，新鮮な感覚でした。もともと，「日照時間とうつ病」や「部屋の温度差と心血管疾患」，「地方と都市の交通手段の差異による運動不足への影響」など，あげればきりがないですがそういった社会医学的な領域に惹かれていたこともあり，この地域医療研修は，「医療って病院のなかだけのことではない，もっと幅広いものなのだ」ということを実感する最初の体験になりました。

▎「死」についてのワークショップ

初期研修後，循環器内科医として働くなかで感じた課題を原点として，「死」をテーマにしたワークショップを開催していました。当時同じ病院で働いていた先生方と共に有志で始めた，主に非医療従事者の方が参加対象の，死について語り合う会です。

循環器救急では，突然の発症，そして急激な死の危機にさらされた状態の方の診療にあたることは珍しくありません。その際，本人がもう意識がないようなときにはご家族と，今後の方針の話をします。がんであれば，病気がみつかってから，今後の方針について本人も交えて話し合う時間がありますが，心臓病だとその時間もなく判断しなければならないということがあります。ご家族から見ればつい先ほどまで元気だった患者について，人工呼吸器をどうするか，心臓マッサージをどうするかという話をされても，どうしたらいいかわからない，と戸惑われるケースは多いです。そして，心の準備もできていないままに，治療をするかしないかの判断を迫られると，「できることは何でもやってください」と答える方も多いです。熟考した結果ならよいのですが，何も考えられずにこのような判断となった場合，特に高齢患者さんのケースで，結果として患者さん本人とご家族にとって，必ずしも幸せな結果にならないような場面も多く見てきました。ここに課題感を覚えて，これを改善する方法として，死について考えたり話したりする文化の醸成が思い浮かびました。日本では死をタブー視し，あまり話題に上げることがありませんが，人間は死亡率100％。全くタブー視することではないと思ってい

JCOPY 498-14812

ました.

　死，死生観，どう死にたいか，どう生きたいか．死を考えることで，むしろ自分の人生は有限であることを意識し，生をより意識することにつながります．死に備えて，自分の死に対する考えを整理し，大切な人と話すことは，自分の人生で大事なもの，何を生きがいとするかに輪郭をつける作業でもあり，生きる力を強めてくれるポジティブなことにもなり得ると思っています.

　この考えのもとに，死をタブー視せず語り合う文化をつくっていきたいと思い，ワークショップを開いていました．このことも，病院外での情報発信の始まりでした.

病院にくる前の状態でアプローチしたい

　循環器診療では，高血圧や糖尿病，喫煙，脂質異常症など，生活習慣病によって心臓病を発症したケースを多く診ますが，病院にきてからの治療では遅いと感じることも多く，予防医療をもっと充実させていきたいという気持ちを抱くようになりました．そこで，病院にくる前の人たちへのアプローチ方法を考え，産業医や，広く一般的な健康についての啓蒙活動に取り組むことにしました.

　多くの情報が溢れかえっている現代では，医療情報も量は多いものの，その質は玉石混淆です．間違った医療情報により，意図せず不健康になってしまう，もしくは不利益を被ってしまうような状況もあり，正しくわかりやすい医療情報の提供が必要だと感じていました．医学の専門家が正しく，わかりやすく，健康のこと病気のこと，医療について，伝えていくことは，広義の医療とよべると思っています.

 ## どのように情報発信を行っているか

Yahoo! ニュースなどのサイエンスライティング

　Yahoo! ニュースやその他の媒体に，医学，医療についての記事を執筆しています．若手医師や医学生向けの WEB サイトの副編集長をしていたこともあり，そのサイトに記事を投稿したり，いろいろな繋がりから，少しずつ医療に関する記事を書くようになりました．主に生活習慣病，運動，食事，循環器関連，医療機器，産業医関連など，自分の専門性に沿って記事を書いて

います.

　Yahoo! ニュースはニュースサイトとして巨大で，非常に読まれやすいウェブメディアです．情報を届ける時には相手を想像することが大事ですが，Yahoo! は巨大ウェブメディアであるために，老若男女，さまざまな性質の層が，誰でも目にする可能性があります.

　最近はアップルウォッチについての記事を書きました．アップルウォッチの記事に目が止まる読者は，そもそも健康リテラシーも一定あると考えたため，やや専門的な内容も交えた記事になるようにしました．アップルウォッチに関するニュースはたくさん出ていましたが，機能の紹介に留まっていたため，これが臨床にはどう結びつくのかということ，またアップルウォッチには心房細動の通知機能があるのですが，「病気かどうか」，「治療するかどうか」，「どんな治療をするか」は，それぞれ別の問題であり，病気かどうかがわかるツールが今より手軽になることには，メリットもあればデメリットもあるということ，胸の症状をきたすのは不整脈だけではなくそのほかの病気については何もわからないため，胸の症状があったら受診することがやはり大切だということなど，かなり詳しく書きました．追加の記事では，12 誘導心電図，ホルター心電図，携帯心電計，植込み型ループ心電計，アップルウォッチを比較した表も作り，ある意味マニアックな記事になっているかもしれません．しかし，かなり踏み込んだ内容にもかかわらず，結果的にはとても多くの方に読んでもらうことができました．当然といえば当然ですが，わかりやすく書くということは，平易な内容を書くということではなく，専門的なことでも，わかりやすく書けば，伝わるのだと思っています.

　以前に，「土俵上でのあいさつ中倒れた市長の応急処置にかかわった女性が，土俵から下りるよう放送で促された」ことがニュースになったのを覚えていますでしょうか．大相撲では伝統的に女性が土俵に上がることを禁じていますが，人命にかかわる状況でそうした価値観を優先させようとするのは不適切だとの批判が噴出した件です．いろいろな意見があると思いますが，この件全体を通して私が医療者として思ったことは，「心臓が止まったらどれくらい一刻一秒を争うか，現実味を持って，本当の意味では，世間に伝わっていない」ということでした．院外心肺停止の場合，とりわけ電気ショックが必要な不整脈があった場合は，1 分ごとに救命率が7 〜 10%低下，5 分経っただけで半分の人が亡くなります．バイスタンダーCPR（CardioPulmonary Resuscitation）が何よりも大切で，死に至るか蘇生するかは，病院に運

JCOPY　498-14812

ばれる前の処置で決まります．心臓マッサージは救命率を改善し，脳の後遺症を減らす．とにかく，人が倒れていて，脈が触れなかったら（あるいはわからなかったら），胸を強く押す！　これがどれほど重要か，伝えたくて，Yahoo! ニュースを書きました．

　その他には，災害が起きたとき，避難所での新型コロナウイルス感染症と循環器疾患の予防と対策について，記事にしました．

　このように何か時事ニュースがあったとき，医師として，世間で認知されていないけれども重要で伝えたいことがあったときに，ニュースとして情報を届けることができるのは，ありがたいことだと思っています．根底にある想いとして，臨床的に，公衆衛生学的に，人々や社会の健康や幸福になんらか寄与できる内容を書きたいと思っており，そこがモチベーションになっています．「医療情報発信は広義の医療である」と考えています．

王道ではないキャリアだからこそ出せる価値

　Twitter は数年前から始めました．医療について自分が感じたことや，健康や病気に関することを，自由に幅広く発信しています．そして，Yahoo! ニュースや Twitter での発信をきっかけに，2 ～ 3 年前から日本循環器学会の広報部会にも参加して，広報活動を行うようになりました．私は企業にも属していますし，キャリアはいわゆる医師の王道というわけではないので，学会から声がかかったときは驚きました．しかし，広報部会は挑戦を後押ししてくれるような雰囲気があり，若手に活躍の場をたくさん与えてくれます．とても居心地がよく，なんでも発言しやすい空気感があります．広報部会の活動を通して広義の「医療」に貢献できることは私にとってとても嬉しく楽しいことであり，だからこそ自分だから出せる価値をなにか提供できるように，努めています．例えば自分が産業医として活動していることや，AI 医療機器開発企業にいち社員として勤めていることも，違う視点でみる，切り口を変えてみるなどの際に役立てられていると感じています．

#21JCS Twitter 祭り

　日本循環器学会の広報部会ではかなりたくさんの取り組みをしているのですが，その 1 つが学術集会での Twitter 活動です 図1．学術集会の会期中，Twitter 上でもハッシュタグ（直近は #21JCS）をつけて盛り上がるような仕組みづくりをし，専門家同士の活発で深い議論を促進することや，医療従事

日本循環器学会 情報広報部会
@JCIRC_IPR

日本循環器学会(j-circ.or.jp)のオフィシャルのツイッターです。役立てる情報をツイートしていきます。応援お願いいたします！ ガイドライン、医師の方々にも役立ちますよ (j-circ.or.jp/guideline/guid...) 日循情報広報部会委員

2017年6月からTwitterを利用しています

219 フォロー中　**11,388** フォロワー

図1 日本循環器学会情報広報部会 公式アカウント @JCIRC_IPR

者のみならず広く市民に向けて日本循環器学会や関連学会の活動を周知していくことで，循環器病予防の重要性を大きく広めることなどを目的としています．

AHA（American Heart Association）や ESC（European Society of Cardiology）など，海外学会では学術集会中，セッションに関する Tweet が流れたり Twitter で専門家同士の議論がなされ，大盛り上がりするのが当たり前になっていますが，これを日本に導入したのは日本循環器学会が初だと思います．2021 年の学術集会で Twitter 広報は 3 回目でしたが，初回は現地開催，2 回目は完全オンライン，3 回目はハイブリッドと，全て違った形式でした．今でも覚えているのですが，初回は現地開催だったので，セッションからセッションへ途切れなく会場を行き来し，スマホ片手に腱鞘炎になるかと思うくらい，大量のツイートをしました．今は学術集会中ツイートを担ってくれる，学会員からなるサポーター組織も充実し，3 回目の今回，#21JCS の総ツイート数はなんと 1 万を超えました．学術集会中の Twitter 広報は，ルール設定や演者とのやりとり，期間中の整備などさまざま対応が必要ですが，回を追うごとに運営面もブラッシュアップされています．毎回盛り上がりが増しており，Twitter 広報の目的は，少なからず達成できていると実感しています．こういった地道な取り組みにより，日本循環器学会の公式 Twitter アカウントも先日フォロワーが 1 万を超えました．最近はいろんな学会が公式アカウントでの発信を始めていて，医学界全体が SNS での情報発信に期待を寄せていると感じます．

JCOPY 498-14812

「学会が発信すること」がもつ意義

日本循環器学会の広報活動は，Twitter に留まりません．YouTube チャンネルも持っていますし 図2，「すわん君（"タバコを吸わん"から命名）」という白鳥のようなこどものような，可愛らしい学会公認ゆるキャラもいます．すわん君とは，タバコや心臓病，COVID-19 と循環器疾患についてなどをテーマに，一緒にオンライン市民公開講座を開いたりもしています 図3．すわん君はゆるキャラですから，アットホームな空気のなかで，講座中のチャット欄もわいわい盛り上がっています．

2019，2020 年度は特に医療広報の重要性を感じた年でもありました．

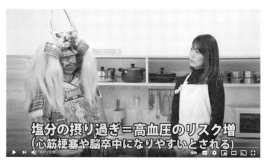

図2 一般社団法人日本循環器学会 YouTube チャンネルより（https://youtu.be/WDx_skF-rNs）

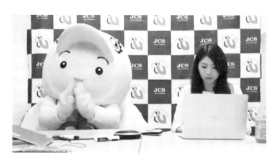

図3 オンライン市民公開講座 with すわん君（日本循環器学会 禁煙啓発キャラクター）

COVID-19 流行下で起きた，インフォデミック（間違った医療情報の流布）や，COVID-19 患者増加／重症患者増加による医療体制への影響．これらの対策として，日本循環器学会で結成されたものが "COVID-19 対策特命チーム" です．日本循環器学会を中心に循環器関連学会からメンバーが集まりました．各学会がそれぞれの状況を共有し，COVID-19 対策や流行下での診療についてなど，学会として統一のとれた見解を学会員向けに発信しました．また，循環器内科医に向けた COVID-19 のレビュー論文作成，患者さん向け情報（Q&A やポスターなど）の作成，関連施設への大規模アンケート調査の実施，循環器医療体制についての声明など，さまざまな活動をしてきました．COVID-19 のような "災害" において，情報の統一と，正しい情報を迅速に伝えるということは非常に重要です．これを担うのは，やはり公的機関であり，医学に関していえば学会がそのひとつではないでしょうか．情報が溢れかえって何が正しいかわからないという状況だからこそ，「学会が発信すること」がもつ意義は大きいです．

　情報過多となり，情報の選定スキルが求められ，それがもはや負荷になっている現代では，学会の発信活動の重要性は今後もますます増していくと考えます．

医療広告ガイドラインへの対応／炎上への対策

　最初は自分の知識や独学の範囲で注意して発信していましたが，やはり発信することはリスクも伴います．リスクをできるだけ軽減するためにはどのようにしたらよいかなど，身近で発信している知人医師と勉強会を開いたり，マスメディアの方が開くセミナーで学んだりしました．医療広告ガイドラインについては厚生労働省の資料もありますし，まとめ記事のようなものもあるので，比較的誰でも対策しやすいと思います．

　炎上リスクに関しては，自分の考えではありますが，人付き合いで気をつけることと同じことだと思っています．1 人で部屋のなかからツイートするとき，それは独り言でも仲間同士の雑談でもなく，公共の場での発言だということを意識する，ということは気をつけています．

使用している情報発信ツールの活用方法，注意点など

Twitter は拡散力と即時性

　ソーシャルメディアの利点は広がりやすさです．そのときに伝えたいことを伝えられる即時性もあります．

　Twitter には 140 字の文字数制限がありますが，日本人には俳句や短歌の文化がありますし，そこにおもしろみを感じる人もいるかもしれません．実際に留意していることは，わかりやすいように箇条書きで簡潔にまとめを書くことや，画像をなるべくつけることなどです．

Yahoo! ニュース執筆における 5 つのポイント

　Twitter には収まりきらない情報量を書きたいとき，ニュース要素があるときはニュース記事にしています．

　自分が医療記事を書くときに気をつけているポイントには，以下の 5 つがあります．

① 自分の意見と，エビデンスに基づく事実を区別して書く
② 論文や著書からの引用であれば，出典を明記する
③ 専門用語を使うときは注釈を入れる
④ 目次を入れる
⑤ 誤解を避けるために，記事の最初にまとめを書く

　①についてこれは後述しますが，やはり「事実」なのか「解釈」なのかはわかるように書くことは重要です．②は著作権法上基本となりますし，出典を明記することでさらに詳しく知りたいと思った読者が記事の源流にたどり着くことができます．③は患者さんに話す時と同様の心構えです．④は情報を伝える記事において予め情報を整理して伝える役割を持ちます．⑤は短い時間で情報を得たい読者にも好都合ですし，序盤で脱落してしまう読者が最後まで読まないときに生じてしまう誤解も防ぐことができます．④と⑤は毎回ではないですが，適宜用いる視点です．

事実と解釈を分ける

　上述の①ですが，これは診療カルテの記載項目「SOAP」を思い浮かべて
もらえるとわかりやすいと思います．SOAP は内容の整理が容易で科学的・
系統的に記録でき，問題点に焦点をあてた記録や情報収集が可能な医療記録
の方法です．実際診療に大きく役立っている，基礎となるフレームワークで
あり，1970 年代に日本に日野原重明先生が導入してから現在では当たり前の
ように使われています．この考え方は，私生活やビジネスにおいても通じる，
本質的な問題解決の手法だと思います．

　　S（Subjective）主観的データ：患者の訴えや病歴
　　O（Objective）客観的データ：診察所見や検査結果
　　A（Assessment）評価：医師の推察・考察
　　P（Plan）計画：上記を元に作られた治療方針

　SOAP でいうと「事実」は O で，「解釈」は A です．「（現段階での）エビ
デンス≒事実」と「自分の意見≒解釈」を混同して書いてしまうと，さまざ
まな誤解や行き違いが生じて危険と考えられるため，書き分けが難しい部分
ではありますが，注意しています．

 ## 情報収集の方法

　Google 検索も多用しますし，疾患の総論的なことをざっと見たいときは
Up to Date，論文検索は PubMed を使っています．その他，医療，医学の情
報収集として，ニュースサイト，医療系メディアのメールマガジン（医学論
文で気になるものがあれば PubMed などのデータベースで原著論文をあた
る），Facebook グループ，各種セミナー，学会を用いています．
　以上のようにあまり特別なことをしているわけではないのですが，「情報
発信をしている信頼できる先生のツイートやメルマガ，Facebook 投稿をフ
ォローする」というのが実は一番純度が高い情報を得られて効率的かもしれ
ません．興味のある分野について一番詳しい人を，各分野ごとにフォローし
ておいて，その人が発信することを受け取る方法です．
　また，ニュースや物事についての人々の受け取り方を見たいときなどは，
Twitter で単語検索してみる（リアクションの検索）こともあります．ニュ

JCOPY　498-14812

ースに対するコメント欄なども，気になったら読みます．もちろん記入している人のリアクションしかわからないのでバイアスがある前提ではありますが，自分が医師であるということは，非医療者の方との視点の違いや視野狭窄を生む恐れもあります．視点のズレはあってもいいのですが，そのズレの幅を認識できていたほうがいいなとはいつも思っています．

おわりに

　自分が本格的に医療情報発信をし始めた頃から，まだ 5 年程度です．しかし，5 年前より現在のほうが，個人でも組織でも医療情報を発信する医療者が圧倒的に増えていると感じます．2019 年，2020 年は，コロナ禍で医療情報発信の重要性をさらに感じた 1 年間でしたし，今後も医療情報発信の需要は尽きないでしょう．そのようななかで，情報の質の担保や即時性からみても，医学 / 医療の専門家である医師が自ら情報を発信していくことには価値があると考えています．同じ想いを持つ方々と連携し学び合い，社会の健康と幸福に，より貢献していきたいと思います．

((A))

Twitter @memori_fukuda
Yahoo https://news.yahoo.co.jp/byline/fukudamemori

PERSON 28

病院広報という立場からの発信について

松本 卓

小倉記念病院 医療連携課

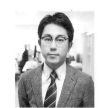

1984 年，長崎県五島列島生まれ．2006 年より小倉記念病院に在籍．医事・人事・管理業務を経て，現在は医療連携課にてマーケティング業務に従事．web，SNS，メディアリレーション，イベント，動画マーケティング，クリエイティブなどコミュニケーションデザインを統括．小倉記念病院 100 周年イヤーでは地元老舗醤油屋とコラボ商品を開発し，広告換算費 5,300 万円のメディア露出を達成．2017 年，PR プランナー取得．

 主な情報発信の手段： HP 📖 LINE 🧑‍🏫 … 🛬 P.244 へ

🌐 情報発信をするようになったきっかけ

　私が小倉記念病院のマーケティング業務に従事し始めたのが 2014 年です．病院長が交代し，そのタイミングで「古くてダサいホームページをリニューアルせよ．企画広報課という新しい組織を作るからそこに異動」という人事がキッカケでした．最初の 1 年目はホームページ制作に没頭することで，さほどマーケティングやブランディングについて深く考える余裕もありませんでした．ホームページ完成のゴールが見え始めた時に「これからどうしたらいいの !?」という何もわからない未知の世界に放り出された感覚に襲われたのを覚えています．それまで当院にはマーケティングに関する知識や経験の蓄積がなく，自分自身が初めてその業務を構築していく立場にありました．この状況にある医療機関は現在も多いのではないかと思います．

　すでに患者をコントロールできる時代は終わりました．病院は選ばれる立場にあります．しかし病院業界のマーケティングはまだまだ発展途上です．だからこそ伸び代もありますし，ワクワクしながら仕事ができる余地が大き

いはずです．そして何より，マーケティングは生活者の利益につながります．今回は小倉記念病院の施策が読者の皆さんのお役に立てればと思い，執筆をお引き受けすることにしました．

どのように情報発信を行っているか

ホームページ

　当院のホームページコンセプトは，「主役は街に暮らす人々」．TOPページは病院外観ではなく，地域で暮らしている方々のありのままを写真で紹介しています．ホームページを通じて地域へ貢献できればと半年に一度更新しており，現在は計66施設の方々にご協力いただいています．

　現在のホームページへリニューアルしたのは2014年です．
　最初に念頭に置いたのは，「病院らしくないホームページをつくろう」ということ．それはなぜか．病院ホームページのイメージといえば，必ず病院の外観や風景がTOPに出てくる．言いたいことを詰め込みすぎている．美辞麗句で固めた言葉が並ぶ．これらすべては自院の自慢です．私たちは「安心して暮らすことのできる，そんな幸せな地域づくりに貢献したい」という想いを違った形で発信できないか検討しました．しかし「地域のために」という言葉はどこの医療機関でもよく聞きますね．他施設と差別化できて，なおかつ，この想いを伝えるホームページとはどういったものなのか．そこでたどり着いたものが「主役は街に暮らす人々」です．その意図を簡単に言うと，病院が地域の方々から愛されたいのなら，まず愛しましょう，ということですかね．

　そして何よりこのホームページは，「他院がやらない新しいことに取り組む」小倉記念病院スピリットを表現できるものになったと思います．
　完成して6年が経ちますが，掲載にご協力いただいた企業とコラボ商品を作るようになったり，市民公開講座のポスター撮影にご協力いただいたり，一緒に市民公開講座やってみたり，健康講座を社内で開催する際には当院の医療従事者を呼んでいただけたりと，地域社会とより深くつながれるようになったことは，大きな副産物です．

ホームページは病院側からの情報伝達だけではなく,「社会がその組織を
どう見ているのかを映し出す鏡」の役割もしてくれます. 自院がどう見られ
ているか知るために役に立つのが, Google アナリティクスです. 無料の Web
分析ツールなのですが, 結論を先に言うと Google アナリティクスから見え
たホームページ成功の鍵は「医師の露出量」です.

　当院ホームページのリニューアル当初, プロジェクトチームで考えていた
のが, 患者さんは「まず自分の症状がどんな病気なのか!? → その病気はど
んな治療法があるのか!? → その病院はどのくらいの治療実績があるのか!?
→ どんな医師が治療をしてくれるのか!?」という順番でホームページを見る
だろうということでした.

　ところが蓋を開けてみると, まずユーザーの 50% 近くが「診療科案内」を
見ています. もうダントツです. そしてその 50% のユーザーのうち 60% が医
師紹介ページを閲覧しており, 治療法や実績ページは 25% 程度です.

　また, 約 400 名の初診紹介患者へのアンケート調査では, 大きな病院を選
ぶ際に最も重視しているものが,「専門医が充実している病院」「信頼できる
医師がいる病院」であることがわかりました. おそらくどの病院も似たよう
な傾向が出るのではないでしょうか.

　つまり, 患者さんは自身の病気や治療法についてはどこかで情報を得てお
り, 急性期病院のホームページで見たいのは「そんな私を治療してくれるの
は誰なんだろう?」ということではないでしょうか. そうであれば, 充実さ
せないといけないページは何か.

　そこで, web 上で医師とユーザーの距離を縮められるような施策はないも
のだろうか?? と考えて思いついたのが,「YouTube」でした. 先生方の写真
を「動画」に変えただけです. YouTube を利用したのも, 動画は重いので当
院サーバーに置きたくなかったという理由だけです. ヒカキンみたいに先生
方を YouTuber にする施策ではありません. ただ先生たちの声や雰囲気を伝
えたかった. 写真だけでは伝わらない, 先生方の人間的な雰囲気まで知って
もらうには動画が最適だと.

　とりあえず循環器内科のみで行っていますが, 平均ページ滞在時間が 1 分
51 秒から 2 分 19 秒まで伸びました. 約 30 秒増えたわけですが, 30 秒って,
けっこう長いと思います.「同じページを 30 秒見続けなさい」と言われると
苦痛だと思いますし. 先生方が外来の患者さんから「ホームページで見てき
ましたよ」と声をかけていただくことも増えて, 良いコミュニケーションの

ツールになっているようです．

広報誌

当院の広報誌は「HANDS」と「つなぐ」を発行しています．内容は当院の高度医療特集のみ．ターゲットは医療機関を狙い撃ちです．在庫が余れば2F正面玄関にも設置しますが，患者さんのためには作っていません．

「HANDS」は12ページ構成で年4回発行．「つなぐ」は当院のコアブランドでもある循環器内科専用の広報誌としてA4両面構成の1枚もので，月1回の発行となっています．

「HANDS」の制作ルールは大きく3点です．

- 1つの題材だけを特集する．
- 原稿量はA4用紙3枚以内，写真メインで美しいビジュアルブックを目指す．
- 紙質にこだわる．

なぜこのようなルールで運用しているのか．答えはいたってシンプル．「どうせ読まれずに捨てられるし，見られたとしても当院のために時間を割いてくれる人は少ない」，ここからスタートしているからです．HANDSの表紙は「何これ!?」と思われるようなデザインを意識し，内容がわかってしまうような「○○特集」などは表紙に記載しません．まずは開いてみたくなる気持ちにさせます．そして短い時間で情報を伝えるために，1つの題材だけを特集して文字数を制限し，インパクトある紙面構成を行って流し読みを防いでいます．紙質にもこだわってAプランという上質な紙を使用しています．紙質にこだわっているのは，何となく捨てづらくさせるためです．2,500部発注で1冊単価100円と割と高いと思いますが，必要な投資だと判断しています．

「つなぐ」の制作ルールは，一点ものの写真にボディコピーを添えるだけ．HANDSの世界観を引き継ぐことで病院全体の統一感を出しています．広告っぽい表現にしているのは他院がやっていないからです．伝える内容もクリエイティブも差別化して短時間で大切なことだけ伝えるようにしています．

以前は広報誌を完成させるまでが私の仕事で，郵送業務は連携室に任せていました．私は「よーし，今回もいいものができたぞー！　あと連携室よろしくー」なんて全く無責任で自己満足な部分がありました〔今も多少あると

は思いますが（笑）].

　何となく「この地域一帯の医療機関には届けてくれているんだろうなぁ」とだけ思っていました．実際の送付先は，これまで小倉記念病院に患者紹介してくれた医療機関でマスタに登録している 1,200 カ所でした．つまり既存の関係先です．

　しかし，成長戦略を考えるとシェアを伸ばす・診療圏を拡大する，この大きく 2 つに分かれます．となると，当院のお得意さんだけでなく，新規の連携先も増やしていかなくてはならない．じゃあどうやって新規開拓する!? そこで活用したのが，厚生局が毎月更新しているコード内容別医療機関一覧表です．全ての医療機関を網羅しているのと，新規・変更・閉院全てが毎月更新されています．

　医療機関が綺麗にデータ化できた後に，マーケット範囲全ての医療機関に送付してしまおうという判断をしました．理由は，対象全ての医療機関に郵送しても印刷料・郵送料は少額で済むのと，当院の成長戦略として診療圏の拡大を目指しているからです．

　じゃあ，医療機関の誰宛に送るのか!? ここも非常に大切です．

　以前は連携室様宛とか病院長様宛とかにしていました．でも考えてみてください．自分の病院の院長が「○○病院から広報誌が届いたぞ．どれどれ，今回は循環器内科の特集かぁ．じゃあこの広報誌を循環器内科の部長に渡しておこう」なんてすると思います?? うちの院長は優しいのですると思いますが（笑）．連携室は院長より"信頼"できますが100%ではない．100%にするには循環器内科部長に直接届ければいいと思いませんか?? 当院では特集した内容によって宛名を変えています（クリニックは院長様宛にしています）．循環器内科特集であれば「循環器内科ご担当医様」，脳神経外科特集であれば「脳卒中ご担当医様」．これだと最初に診療科の部長へ届くはずです．じゃあ，心臓血管外科特集は「心臓血管外科ご担当医様」にするのかといえば違います．

　心臓血管外科に患者紹介していただいているのは，90%以上が循環器内科勤務医です．ですので，郵送前に特集した診療科の紹介患者分析は必ず行ったほうがいいです．

SNS

　小倉記念病院では LINE，Facebook，YouTube，Instagram の SNS を運

用しています．結論からお伝えすると，集患のために SNS を利用するのであれば，LINE が一番のオススメです．

　まず LINE の導入に至るまでの経緯をお伝えしますと，当院では市民公開講座（年 12 回）・出張講座（年 40 回）でコミュニケーションをとった生活者を合わせると 7,000 名近くになります．

　またアンケート調査で，参加者の 94％が家族・友人に講座の内容を伝えていることがわかりました．

　当院の健康講座に対するスタンスは当初，「講座参加者がこの先，病気で困ったことがあれば当院を利用してもらいたい」というものでした．しかし，その考え方自体がもう古く，講座はインフルエンサーマーケティングとして捉え直したほうがいいと感じるようになりました．

　この講座参加者が継続的に当院の発信者になってくれる，つまりは講座参加者のメディア化が重要だと考えると，参加してもらった講座の内容だけでは情報量が乏しい．継続的に情報を手元に届ける方法はないかと考えた結果が「LINE」でした．もちろん，当院に受診していただいている患者さんはすでにファンですから，外来患者さんにも「LINE」を登録してもらう取り組みもしています．

　開始から約 2 年で，フォロワー数は 4,500 名になりました．6 年間やっている Facebook のフォロワー数を一瞬で抜きました．やはり LINE は患者層でも利用率が高いですし，地元の生活者をターゲットにできる施策です．

　投稿内容ですが，最新治療の紹介や病気に関する豆知識など，当院の医師が直接解説する動画を投稿しています．

　Facebook はオープンから 7 年程度経ちますが，フォロワー数は 1,100 名．当院の Facebook に対するスタンスとして，「ホームページのブログ的役割・ファン通信・求人者へ病院の雰囲気を伝える」ことを目的としています．また，インナーリレーションの役割もあるなと感じています．職員がいいね！する数は多いので．

　投稿内容はイベントの開催報告や，LINE の投稿をそのまま Facebook にも投稿しています．

　Instagram はオープンから 4 年でフォロワー数は 1,250 名．

　Instagram に関しては完全にホームページの付属品扱いです．Instagram 内でバズらせようとかは全く思っていません．ホームページユーザーが見てくれる程度でいいと考えています．投稿内容は医療従事者の働いている姿

や，当院のホームページ TOP でご協力いただいている地域の方々を掲載しています．撮影は私が基本的に行っていますが，飾らないありのままを撮影するようにしています．ピースサインの集合写真などを撮ることもありますが，身内のノリは出さないように気をつけています．Instagram は写真でしか判断されませんから，そのまんまの小倉記念病院を表現することが大切です．……インスタ映えを狙うことも正直ありますが……．

YouTube の活用はただホームページに掲載する動画や LINE で作成した動画の置き場所として使用しているだけです．YouTube 内で再生回数を稼ごうなどの思惑は全くありません．最近では健康講座をオンライン配信しているので，YouTube ライブを利用したりしています．

▌市民公開講座

当院では年間 4,000 人を集客する市民公開講座を当院の講堂で毎月 1 回行っています．

まず，市民公開講座の運用を担当することになり，最初に行ったことは参加者数を増やすこと．増やし方は「講座の回数を増やす」「1 回の参加者数を増やす」，この 2 つを同時に行いました．

講座回数を増やすためにルールとして毎月 1 回開催する．そして 1 回あたりの参加者数を増やすためにやっていることは，広告です．何を当たり前のことを言っているのかと思われている方もいるかもしれませんが，あなたは日頃，広告を注意深く見ていますか??　間違いなく見ていないでしょう．ゴールデンタイムに流している CM は何千万円単位の製作費がかかっているといわれたりしますが，あなたが昨日の 20 時台に見た CM はなんですか??　おそらく覚えていないと思います．つまり広告はちゃんと見られるものではないのです．でも広告をしないと認知されない．矛盾しているようですが，簡単な話，見られる広告を作るしかないのです．当院ではデザイン会社を活用し，エッジの効いたデザインで注目させてから，肝心の「いつ・どこで・誰が・何を行う」などの情報を届けるようにしています．

作った広告は地元のフリーペーパーに掲載したり，チラシにして配布していたりしますが，どこに配布するのかも重要です．院内の正面玄関付近などは "あるある" だと思います．もちろん当院も設置しています．ただ院内の患者さんやご家族はすでに当院のファンである可能性が高いです．できれば小倉記念病院に受診したことのない生活者もファンにしたい．そこで当院で

JCOPY　498-14812

は出来上がったチラシをマーケット範囲内すべての市民センター・老人クラブへ郵送して，施設内での掲示をお願いしています．

そして本番当日．当院の市民公開講座は10時スタートで，9時に開場します．スタッフ集合時間の8時に私が病院に着くと，すでに1階フロアで参加者が数名待っているんですね．私の両親もそうですが家で待ちきれないんですね（笑）．となると，9時の開場直後から早めに客席が埋まってきます．数年前までは「みなさん，早くからお集まりいただきありがとうございます．10時にスタートしますので，それまでしばらくお待ちください．」と言っていたのですが，その時間がすごくもったいないと感じていました．そこで開始までたっぷりある時間を有効活用するために，当院の最新治療PR動画を作成し，放映するようにしました．

例えば循環器内科の主任部長が「みなさん，遅い不整脈に対する新しい治療が誕生したのを知っていますか?? 『リードレスペースメーカ』という医療機器が登場しました．この治療法は……」と医師自らが病気や治療内容を説明している動画を流しています．診察室に座っている医師が淡々と説明する動画にならないように，医療機器メーカーが制作するアニメーション動画に医師がアテレコを入れて，よりわかりやすい動画にしています．

これだと当日に講演する医師以外の顔も売れますし，「やっぱり小倉記念病院はすごい医療が揃っている」と印象づけることもできます．リードレスペースメーカ以外にも，MICS・ステントグラフト・クライオアブレーション・MitraClip・脳血栓回収術・パイプラインなどいろいろな医師を登場させることで，総合力もPRできます．

参加者のみなさんも食い入るように見ていますので，市民公開講座のなかで一番成功したなと思う施策ですね．

メディアリレーション

メディアリレーションというものをやってみようと思った当初は「何々!? ニュースリリース!? 記者クラブに投函できる!? 市役所のなかにあるらしいぞ!!」からスタートしましたが，最初は反応がからっきしでした．現在でも記者クラブ経由の取材オファーは皆無です．ニュースリリースの作り方が下手なだけかもしれませんけどね．そんな状態からなぜ6年間でTVに50回も出れたのか!? それは「生活者が驚くネタがあること」「取材が楽なこと」この2つがポイントです．

まず「生活者が驚くネタがあること」ですが，もちろん最先端医療の取材も多いです．こう聞くと「ほら，うちの病院だと無理じゃん」と思われる方がいるかもしれませんが，メディア露出の1/5程度は地元企業とのコラボ商品開発です．

　当院ではシャボン玉石けん株式会社とバブルガード，大分製紙株式会社とエコトイレットペーパー，株式会社ごとう醤油とドレッシング，地元焼肉屋「龍園」と減塩焼肉のたれなど，地元企業とコラボ商品を作っています．これがメディアにウケます．

　特に地元ローカル局は「地元病院と地元企業が異色のコラボレーション!?」のような形で報道してくれるわけです．もちろん当院には1円も入ってこない仕組みにしていますから，これでお金儲けをしていると勘違いされないようにお願いします．

　当院とコラボして商品が売れる企業もWIN，その商品を使う地元消費者もWIN，そしてメディア露出ができる当院もWINと良いこと尽くめの企画です．この企画ならどの病院でもチャレンジできますから，ぜひ検討してみてください．

　そして，そのほかの取材を引き寄せているのは「リピーター量産作戦」です．

　これは何かというと「医療や健康ネタの時には，まずは小倉記念病院に問い合わせしてみよう」と思ってくれるディレクターさんたちを少しずつ増やして，リピーターになってもらうということです．

　なぜリピーターになるのか!?　「取材が楽だから」です．これが非常に重要です．楽というと取材班がサボっているみたいに聞こえますけどそうではなくて，取材班が撮影を行う段取りを完璧に準備するからです．だいたい撮りたいのは「医師の治療風景」「医師のインタビュー風景」「入院患者のインタビュー風景」「使用する医療機器のブツ撮り」．特に患者さんは「顔出しOK」が求められるので，OKしてくれる方を探します．これを松本ひとりでやっている訳ではないんです．医師・看護師たちが，患者さんの調整・部屋の調整（インタビューのために個室も準備）・スケジュールの確保などほとんどやってくれます．

　私が看護部に「また取材の依頼がきましたー」というと，「今度はどこのテレビ!?　なんの治療!?　いつ!?」と，もう打ち返す気マンマンなんです．速攻で電子カルテを開いて該当患者さんを探してくれます．入院前の患者さん

JCOPY　498-14812

であれば診療部長や主治医が自ら電話して趣旨説明して了承を取ってくれますから．私は見とくだけですよ（笑）．病棟・オペ室・カテ室の看護師さんも最近取材慣れしてますし（笑）．

他職種が協力してくれる理由は，やはりこの6年間でマーケティングの効果を一緒に実感してきたからだと思います．オール小倉記念病院でメディアに対応できるというのは強みですね．

もう1つ重要なのが，スピード感です．このディレクションは私が行う感じですね．なぜスピード感が重要か!?

ほとんどの取材は期間が短いからです．地元テレビ局だと3日後に放送するようなことがざら．ですから，取材班を迎え入れる準備を1日程度で終わらせなくてはいけません．「準備をすぐに終わらせる → 取材を滞りなく進める → 放送される → 取材したディレクターにニュースリリースを送付する → 取材依頼がくる → 準備をすぐに終わらせる → 取材を滞りなく進める → 放送される」のループに入ってしまえばこっちのもんですね．これを繰り返すたびにメディア露出が増えていきました．

 ## おわりに

突然ですが，あなたは以下のような人をどう思いますか？

「私は小さい頃から勉強もできて，家柄も良くて，部活動ではいつもキャプテンをやっていたし，中学校の頃には生徒会長まで務めていました．大学も偏差値の高い国公立大学を卒業して，サークルのなかでは一番のオシャレさんで，たまに雑誌にも掲載されていました．歌も上手だし，友達も多くて，愛されキャラって感じかな．こんな私と友達になれば，あなたにはメリットしかないと思うけど，友達にならない？」

あなたはこんな自己主張の塊のような人と友達になりますか？　なりませんよね．でも，自分の組織がPRをしようとするとき，こんな感じになっていませんか？　病院ホームページや広報誌が自分たちのいいところを詰め込むような原稿で埋め尽くされる現象は，まさに"医療マーケティングあるある"です．

もうひとつ，"医療マーケティングあるある"なのが「本もいくつも読んだし，データもあれこれイジりながら，戦略っぽいものを作ってみるけど，なんかうまくいってないなぁ」と感じること．勝手に断言します．それは「コ

ミュニケーションが欠落しているからです！」．病院という組織は得てして主観的な視点をとりがちです．「わたしたちは地域の健康を守る，素晴らしい仕事をしているのだから，生活者はきちんと見ているはずだ」と思っているかもしれませんが，実際はほとんど見向きもされていません．人は目に見えないものは評価しないのです．また目に見える形で発信したとしても，現代は超がつくほどの情報過剰供給社会であり，地場産業の小さな組織が発信しても手元に届かない．もしくは届いたとしても見過ごされてしまうのです．

「あなた」の身の回りにも，地域の安全や安心を守るいろいろな企業や職種の方々がいますが，常日頃，自ら情報を得ようとしていますか？　していないと思います．していないことのほうが当たり前です．そんななかで，いろいろな情報に埋もれずにユニークで好ましいコミュニケーションの積み重ねを行うのは，簡単なことではないのです．

本著を通じて，たくさんの医療従事者が社会とコミュニケーションを取ることの難しさ，そして楽しさを感じていただければ何よりです．

((A))

HP 📖 広報誌 2 種 **LINE** **Faceboook** **YouTube** **Instagram** 🏃 市民公開講座
メディアリレーション

JCOPY 498-14812

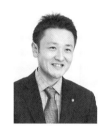

横浜市の医療広報「医療の視点」と「医療マンガ大賞」

大山紘平

横浜市医療局医療政策部医療政策課
横浜市立大学データサイエンス研究科ヘルスデータサイエンス専攻
横浜市行動デザインチーム YBiT
特定非営利活動法人 PolicyGarage

2004 年同志社大学文学部卒．SE や営業などの民間勤務を複数経た後，横浜市入庁．2015 年 4 月より医療局医療政策課（現職），横浜市立大学データサイエンス研究科ヘルスデータサイエンス専攻（2 年生）．そのほかナッジを政策で活用するための有志活動である横浜市行動デザインチーム YBiT 共同発起人，より良い政策立案に取り組める活動を行う特定非営利活動法人 PolicyGarage に関わるなど．

 主な情報発信の手段：**HP** **Twitter**

情報発信をするようになったきっかけ

横浜市医療局の設立当初より

　横浜市入庁 4 年後，係長昇任のタイミングと同じくして，組織として新たに設立された医療局に配属されたことがきっかけです．それまでは医療分野に関わったことが全くありませんでした．

　当初，ICT を活用した地域医療連携の推進や，EBPM（Evidence based Policy-Making）に向けた医療ビッグデータ活用の事業を担当していました．医療ビッグデータの事業では基礎自治体としては初となる NDB データの活用や，本市が保有する医療レセプトの分析システム構築などに取り組みました．その経験もあり，現在は横浜市立大学のヘルスデータサイエンス専攻で

学ぶという機会に恵まれています.

　こうした情報通信技術に関する施策と並行して，医療広報をその翌年度から担当することとなりました. 2016 年のことです.

　当時は，いわゆる 2025 年問題（団塊の世代がすべて，医療が必要となる中心層である 75 歳以上になること）を見据えた計画の検討が行われている最中でした.

　370 万人以上が居住する横浜市は，医療需要の伸びが基礎自治体のなかで最も多くなる推計が出ていました. そのため，将来にわたって需要と供給をバランスさせるための施策として広報の必要性があると考えていました.

　私が担当となる以前から，行政として医療広報には当然に取り組んでいました. ただ，いわゆる行政の広報として皆様が想像されるものに近く，網羅的かつ丁寧に情報を届けようとするあまり，説明文章的なものがほとんどでした.

　ポスターなどで掲示される，こうした説明文章を読んで理解するには一定程度の情報リテラシーを要します. それでは，これから高まる医療需要を見据えて，医療のことを知ってもらうための広報施策にならないのではないかということで，大幅に医療広報を改善しよう，そのような方向性で進めることとなりました.

　では，どのような広報，情報発信をすべきなのか，ほぼゼロからの検討でした. そこからさまざまなトライや修正を重ね，今回こうした機会をいただける広報事業を行うところまでに至ります. 本書の趣旨からそれるので本稿では実務的な調整や準備については割愛しますが，企画したものを実行までつなげるために，組織内での推進や合意形成なども簡単なものではありませんでした. いずれどこかでご紹介できればと考えています.

ナッジユニット YBiT，そして NPO 法人 PolicyGarage 設立に参画

　仕事とは別の有志活動でもいくつか情報発信を行っていますので，紹介します.

　まず 1 つめです. ナッジをはじめとした行動インサイトを政策に取り入れる活動を仲間たちと有志で行っています. 横浜市行動デザインチーム YBiT (Yokohama Behavioral insights and design Team) といいます. 有志にもかかわらず，全国の自治体で初めてできたナッジユニットとして，OECD にも日本の自治体ナッジユニットとして認知されています.

● 日本版ナッジ・ユニット BEST 年次報告書（平成 31 年 3 月）

http://www.env.go.jp/earth/ondanka/nudge/report1.pdf

　ちなみに，ナッジとは，個々人の選択の余地を残しながらそっと後押しすることを指します．保健医療分野では事例も多く，厚生労働省もナッジの活用を推奨するなどしています．

● 受診率向上施策ハンドブック（第 2 版）について

https://www.mhlw.go.jp/stf/newpage_04373.html

　私自身は，EBPM を推進するなかで，効果検証も踏まえるナッジ理論に関心を持ちました．この YBiT では，運営に関する企画や研修講師のほか，広報を主に担当しています．ホームページの作成（https://ybit.jp）も自分で行いました．

　2 つめですが，2021 年の 1 月に特定非営利活動法人 PolicyGarage を仲間たちと設立しました（https://policygarage.or.jp）．ナッジを含む行動インサイトやデザイン思考，EBPM を日本のさまざまな政策に取り入れる活動が中心の NPO 法人です．この PolicyGarage では企画広報を担当しています．Twitter の運用や法人立ち上げのプレスリリースの作成の他，300 人以上に参加いただいた設立記念イベントの企画・実行，動画編集などを担当しました．

　その他，一般公開していませんが，ナッジに取り組む自治体職員との対談動画のパーソナリティや，YouTuber 的な編集作業などもやりました．

　いずれも，何かしらより良い政策につながるチャレンジへ前向きに携わることで，自身も貴重な経験やある種のワクワク感を得られることを原動力として行っています．

どのように情報発信を行っているか

　本稿の趣旨に合わせて横浜市が行う医療広報に絞ってご紹介します．

医療の視点

　医療の視点は，横浜市が行う医療広報のプロジェクトです．冒頭の課題認識を持ち，組織としてさまざまな検討や準備をした結果，2018 年 10 月にスタートしました．

コンセプトは「医療への視点が少し変わることで，異なる気づきが得られ，行動につながる」です．ウインクするようなロゴ 図1，右側の三本線は，市民・医療従事者・行政の３者の視点の違いを表しています．

プロジェクトの特徴をご紹介します．

まず１点めは市民の皆さんの関心事をとらえた広報に取り組むということです．

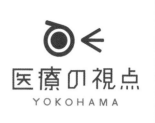

図1 「医療の視点」ロゴ

例えば，「病院は機能ごとに役割が異なります．まずはかかりつけ医を持ちましょう！」というような発信を，どれだけ一生懸命行っても，医療に関心のない人にとってみれば，自分に関係のあるものとそもそも気づきもしません．その人の視界には入らない，といってもよいかもしれません．

医療に今は関心を持っていない人に医療のことを知ってもらうために，行政が伝えたいことばかりを伝えるのではなく，伝えたい相手が興味を持ちやすくなる情報発信を重視して，自然と伝わるようにすることを心がけています．

２点めは，行政以外の方の力を借り，コラボレーションなどによる多様な発信チャネルからの情報伝達を重視しています．情報があふれる現代において，発信の担い手が行政だけでは，他の情報に埋もれて，ほとんど誰にも届けられないままとなってしまいます．同様の観点で SNS が中心ですが口コミでの広報も重視するようにしています．

医療マンガ大賞

「医療の視点」では，これまでも「視点を変える」をテーマにしたイベントや，ダンスを通じた啓発など，複数の取り組みを行ってきています．

ここでは，2020 年度に厚生労働省主催の，「上手な医療のかかり方アワード」で表彰いただく 図2 など，「医療の視点」の象徴的な取り組みとなった「医療マンガ大賞」を紹介します．

横浜市が 2019 年に創設したマンガ賞で，現在第３回まで実施しています．

患者と医療従事者では，同じ出来事でも捉え方が異なるという点に着目し，原作エピソードを双方の視点からマンガで描きます．こうした感情の起伏に富むマンガを読むことをきっかけにして，医療へ関心を向けてもらうこ

JCOPY 498-14812

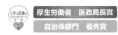

医療のコミュニケーションギャップを
視点の違いにより描く「医療マンガ大賞」！

横浜市

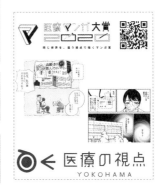

取組の経緯について

○医療提供体制を将来にわたり持続的なものとするために、行政・医療機関に加えて、実際に医療を受ける市民の理解や協力が必要
○主目的は、医療に関心の低い方の興味を引き、共感を促進すること
○医療マンガ大賞は、2018年に開始した広報プロジェクトである「医療の視点」で実施した施策のうちの一つ。

事業の概要と特徴

○患者と医療従事者では、臨床での出来事の捉え方が異なるという点に着目。原作エピソードを双方の視点からマンガ化
○原作は「人生の最終段階」など複数テーマ、協力企業からの提供
○応募数は延べ133作品。受賞した33作品は全てwebで公開中

医療のかかり方を変えていくポイント

○グラデーションある医療の複雑さを、マンガの表現を用いた広報
○市民の関心事を踏まえ、多様な情報チャネルから発信すること
○1度で伝えきろうとせず、伝わり、話題にのぼる工夫をすること

図2 第2回上手な医療のかかり方アワード受賞時スライド

(https://kakarikata.mhlw.go.jp/asset/img/pdf/yokohamashi.pdf)

とが狙いの取り組みです.

　医療マンガ大賞は,「賞」という名のつく通り,応募してもらったマンガを審査員に審査していただきます.マンガと医療の両方の視点での審査が必要ですが,それぞれプロフェッショナルな方に参画いただいています.第3回の審査員をご紹介しますと,マンガの視点では,編集者の佐渡島庸平さん,マンガ家のこしのりょう先生,おかざき真里先生に参加いただきました.また,医療の視点として,井上祥先生,山本健人先生,筑丸志津子先生が参加しています.

　なお,原作エピソードはフィクションではなく,医療従事者への取材などをもとにしています.エピソードは医療マンガ大賞の趣旨に賛同する協力企業などから提供してもらいました.第3回では,本市と医療広報の連携協定を締結する株式会社メディカルノートの他,朝日新聞,日経メディカル,CareNet,SNS医療のカタチ,日本循環器学会にご協力をいただきました.

　これまで開催した計3回合わせて218作品のマンガを応募いただきました.受賞作は特別賞合わせると52作品です.原作エピソードも含め,全て医療マンガ大賞のサイトで読むことができます.サイト上では,SNSでの情報拡散やシェアも容易となるような導線を確保しています（https://iryo-manga.

city.yokohama.lg.jp/）．

マンガを読む導線上には関連する横浜市の医療政策を紹介しています．関心のない人でも，まずはマンガで関心をひき，医療に関する情報を受け入れられる状態を作ります．そのうえで，難解にならない医療政策や医療情報を伝える，さらに口コミなどで新たな方へ届ける，という情報の流れ 図3 にしています．

なぜこの企画に行き着いたかを補足します．当初，無関心層へ情報を届けるためにはどうしたらよいだろうか，医療広報をどう工夫すべきか，悩んでいました．

ジェームス・W・ヤングが「アイデアとは既存の要素の新しい組合せ以外の何ものでもない」と自著で述べていることは有名です．それに倣い，何かと医療広報を組み合わせることで，異なるアプローチをしようと考えました．

関心事に寄り添うには，「おもしろい」や「楽しい」は外せないということで，エンターテインメントに注目しました．

ちょうどその当時，紙だけでなく，web やスマホでマンガを読む習慣が広がっていると感じられる時でした．そこで，マンガを掛け合わせることで，効果的な医療広報ができるだろうと期待し，大枠の企画を作り，実現までさまざまな方の協力を得ながら進めていきました．

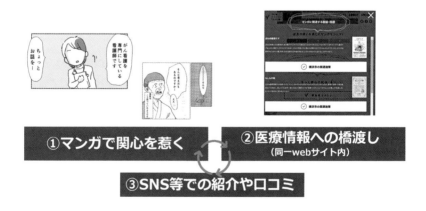

図3 情報の循環動線イメージ

JCOPY 498-14812

医療広告ガイドラインへの対応／炎上への対策

　炎上への対策というとオーバーですが，伝えたい相手の関心に寄り添うことばかりを考えすぎて，愉快・おもしろいだけの企画にならないように気をつけています．行政として伝えるべきことの軸は決してぶらさない，という「当たり前」を外さずに「おもしろい」を両立させることを重視しました．

　企画の立ち上げ期，実際の反応がどういったものになるのか不安はありましたが，大変多くの方の協力・共感をいただけていることを本当にありがたく思っています．

 ## 情報発信をするうえで気をつけていること

　行政として市民の皆様に知っていただきたいことは多岐にわたります．公平性も踏まえると，つい網羅的に情報を伝えたくなりますが，それでは全くもってわかりづらい内容です．伝える側は「きちんと」情報を発信したと，伝えた気になりますが，伝えたい人には情報が届いていないことがほとんどだと思います．

　医療は実際に必要になるまでのタイムスパンや状況が，個々人で異なるため，網羅的ないわゆる push 型の広報だけで届けられるものではない，ということを医療の視点プロジェクトでは心がけています．

　個人として気をつけていることとしては「普通」にしない，ということを相当意識しています．普通の医療広報を「医療の視点」でやる必要がない，と自身に制約を課すことで初めて工夫に目がいき，改善やチャレンジの可能性がでてくると思っています．

　もちろん改善やチャレンジは，別側面から見ると，ある種のいかがわしいものや面倒くさそうなものに見えることもあり，行政内部で理解を得ることの大変さもあります．それでも軸をぶらさずにチャレンジを続けることで，理解者は必ず増えていくと考えます．厚生労働省から表彰されたこともそうですが，庁舎内の別セクションと連携した情報発信の機会も増えてきました．本当にありがたいことです．

情報収集の方法

　医療に関する情報は，適正と感じられる情報を Twitter などで発信されている医療従事者の方を複数フォローして紹介される内容やそこから派生して調べたりするようにしています．この際，意識していることは，1人や1カ所の情報に偏るのではなく，複数を並行で見ることです．また，医療政策全般に関する情報は私は幸いにして職場で自然と触れられます．それぞれの事業担当者ほど専門的に学ぶことは難しいですが，なるべく偏らず幅広く知るように意識しています．

　次に，広報企画に役立つ情報は，新しく発信される情報をあまり選ばず収集するようにしています．PR や企画，スタートアップ企業，エンターテインメントなどさまざまです．良い企画は組み合わせから生まれるということを考えると，日ごろから新しい情報や注目されているものに触れるようにしています．これらの情報も SNS で個々人の発信から仕入れることが割合としては多いと思います．情報収集をする際は，これはおもしろそう！と感じる自分の直感に従い，ほんの少しだけでもその場で掘り下げて知ろうとする行動が大事だと思います．次に似たような情報に触れた際の理解度が全く異なります．

 ## おわりに

　専門性の高い医療分野において，こうした行政の啓発手法を，医師をはじめとした多くの医療職の方々に大変好意的に応援いただけていることをありがたく思っています．

　複数年続けてきてわかることとして，適切な医療の情報に関心を持ってもらうことは本当に難しく，一朝一夕ではなりません．継続性と多様な発信が不可欠だろうと思っています．多くの方々からのご協力をいただきながら，公的機関たる行政だからできる役割もあると信じ，これからも進めてまいります．

JCOPY 498-14812

COLUMN 06

「神の手」から「チーム医療」,「病院泊まり込みの美談」から「働き方改革」

心臓外科領域における地味情報発信の試み

田端　実

順天堂大学　心臓血管外科主任教授
虎の門病院　循環器センター外科特任部長
一般社団法人ハートアライアンス　代表理事

1999 年東京大学医学部医学科卒, 2007 年ハーバード公衆衛生大学院卒. 心臓弁膜症を専門とする心臓外科医, 外科手術とカテーテル治療の両方を行うハイブリッド外科医として年間 400 例以上の心臓手術を行っている. 2013 年から 2021 年に東京ベイ・浦安市川医療センター心臓血管外科部長を務め, ICU 医や診療看護師との協働を推進し, 少人数の外科医で数多くの手術症例を行える体制を作り上げた. 2019 年から虎の門病院循環器センター外科特任部長を兼任. 同年に一般社団法人ハートアライアンスを設立し, 病院の垣根を越えたチーム医療で業務効率化, 働き方改革, 多職種人材育成に取り組んでいる. 2021 年 12 月に順天堂大学心臓血管外科主任教授に就任し, 臨床・研究・教育・＋αにおいて幅広く活躍している.

　一般向けの外科領域情報でよく目にとまるのは「神の手」ネタではないでしょうか.「神の手」は一般の興味を引きやすいキーワードですが, 心臓外科医としてのキャリアを積むにつれて「神の手」に対する違和感が膨らんでいきました.

　2013 年に東京ベイ・浦安市川医療センターの心臓血管外科部長に就任した際に, ホームページの自科紹介文タイトルを「チーム力は神の手を超える」にしました. 当初は病院のホームページという限られた発信手段であったこともありますが,「チーム力」というワードは「神の手」よりもインパクトが乏しいのは明らかで, なかなかそれを見て当院を選ぶ患者さんはいませんでした. しかし, 内容は地味であっても正しいことであるしいつかは評価されるであろうと確信していましたので, 根気よく繰り返し発信していきました. 幸い心臓外科医としてウェブ媒体や雑誌などで取材されるあるいは寄稿する機会が増えて, それらの記事には必ず「チーム力」の話を入れました. チーム医療体制による外科医の働き方改革についても繰り返し発信してきました. 外科医が術後患者さんのベッドサイドに夜通

し張り付いてまた翌日手術をするといったことが美談として捉えられるなか，「当院では集中治療医や診療看護師が術後管理を行い，心臓外科医は当直なしで次の手術に備えて休息をとる」という内容が受け入れられるのかという不安はありました．医師向けや一般向けの講演，臨床に関する学会発表でも，チーム医療の重要性について必ず言及するようにしました．また，2014 年から年 2 回地域の医師向けに発行している「東京ベイ心外通信」のなかで毎回必ずチーム医療の取り組みを写真入りで紹介をするようにしました．何年かして，ある患者さんが「ホームページを見て，チーム力を重視していることに共感してここの病院を選んだ」と言ってくれたときは，地味な活動が報われたという思いで本当に嬉しかったです．

　2019 年には一般社団法人ハートアライアンスを立ち上げました．病院の垣根を越えたチーム医療で心臓外科の業務をさらに効率化したい，さらに働き方改革を推進したい，さらに多様な人材を育成したい，というハートアライアンスのビジョンと活動についてウェブ媒体を中心に発信してきました．その際はハートアライアンスの活動の目的が，院内でのチーム医療や外科医の技術鍛錬などと同様に，「心臓手術アウトカムを向上させ，より多くの患者を救うため」であることを一貫して主張してきました．複数の活動について発信する場合，それらの活動がぶれない軸に沿っていることを伝えることが重要です．発信する目的は，多くの人に知ってもらいたい，共感してもらいたい，ファンになって応援してもらいたいということであり，「何をしたいかわからない人（団体）」になってしまうとそれは実現できません．

　自分たちが正しいと信じる地味なことを発信するには，繰り返し，根気よくやっていくこと，あらゆる機会で発信すること，ぶれない軸を持ってその軸についても発信していくことが大切だと考えます．興味を引くために話を誇張したり，毒舌を吐いたり，私生活を見せたりというのは，ひとつの情報発信戦略にはなりえますが，自分たちが正しいと信じる地味なことを発信する際にはあまり助けにならないでしょう．

　情報発信することは，自分たちの考えや活動を整理して見直すよい機会です．有益なフィードバックを得ることもできます．発信の仕方や内容をひとつ間違えると炎上を招くちょっと怖い情報社会ではありますが，今後も積極的な情報発信を続けて，心臓手術アウトカムの向上のためにぶれずに進んでいく所存です．

JCOPY 498-14812

あとがき

　ユニバーサル・ヘルス・カバレッジ（Universal Health Coverage: UHC）は，全ての人が適切な予防，治療，リハビリなどの保健医療サービスを，支払い可能な費用で受けられる状態をいいます．我が国では国民皆保険制度があり，良好な医療アクセスが実現できています．それでも，適切な医療情報へアクセス可能な状態を作ることは，UHC の実現と継続にとって欠かせないことです．不適切な情報の氾濫は医療アクセスを阻む要因となりうるからです．限りある医療資源の有効活用という意味においても，適切な医療情報へのアクセスは非常に重要です．

　新型コロナワクチンの接種が進んでいます．2021 年 10 月現在，接種率では米国を大きく上回る段階まで到達しました．志ある医療従事者の発信に加えて，さまざまなリスク・ベネフィットコミュニケーションへの取り組みが行われました．適切な医療情報へアクセスしてもらうためのさまざまな試みが，ワクチン接種率向上にも寄与したのではないでしょうか．

　本書を通して自身も多くのことを学ばせていただきました．多様な視点からご寄稿いただいたことで，さまざまな気づきの連続でした．また，編者として原稿を通読した後，SNS 時代の前からヘルスコミュニケーションを大局的な視点から眺めてこられた中山健夫先生によるアカデミックな総論が本書にほしいと思い，無理を言って短期間での執筆をお願いしました．Shared Decision Making など，自身の今の考え方の基礎を作っていただいた中山健夫先生にご寄稿いただきましたこと，大変光栄に存じます．

　最後になりますが，読者の皆様におかれましては，本書をお読みいただき本当にありがとうございました．また，大変ご多忙の中，原稿執筆にご協力いただいた全ての皆様に御礼申し上げます．素晴らしいメッセージを頂戴した日本医師会名誉会長の横倉義武先生，推薦のことばをご寄稿いただいた同門の大先輩でもある若尾文彦先生，出版に向けて尽力していただいた鈴木真美子様はじめ中外医学社の皆様，創業以来苦楽を共にした梅田裕真はじめメディカルノートの仲間と情報発信にご協力いただいた数千人におよぶ先生方，そしていつも私の活動をあたたかくサポートしてくれる家族に心より感謝しつつ，結びとさせていただきます．

井上　　祥

医療者のための情報発信
SNS時代に伝えたいことを伝えたい人に届けるヒント　©

発　行　2022年3月25日　1版1刷

編著者　井上　　祥

発行者　株式会社　中外医学社
　　　　代表取締役　青木　　滋
　　　　〒162-0805　東京都新宿区矢来町62
　　　　電　話　(03) 3268-2701　(代)
　　　　振替口座　00190-1-98814 番

印刷・製本/横山印刷㈱　　　　　　〈MS・YS〉
ISBN978-4-498-14812-3　　　　Printed in Japan